最強の女医が教える栄養学

食事を変えれば
10日間で人生が変わる

西山由美
にしやま由美東京銀座クリニック院長

「幸せ」と「成功」は
食べたもので
決まるって
知ってますか?

ワニ・プラス

目次

第2章 最高の自分を引き出す「ホルモン」の力

第3章　成功と幸せをつくる脳のコントロール術

第4章 さあ、「時計回りプレート」食事法を始めよう！

終章　時計回りプレートで人生は変わる

序　章

「楽しくてしかたがない人生」こそ本当の人生

「朝がつらい」。原因は栄養不足です

人の能力とは、朝の目覚め方に表れます。

毎朝、あなたはどんな気持ちで目覚めますか。

今日というまっさらな1日のスタートを、ワクワクした気持ちで迎えていますか。

それとも、目覚めが悪く、まだまだ寝ていたいと思いますか。

もしも、朝、起きるのがつらいと思っているのならば、あなたは人生の障害となる大きな問題を抱えています。

朝が来たら起きるのは自然の営みです。それなのになぜ、起きるのがつらいのでしょう。

昨晩、夜更かしをしたからですか。連日の激務に疲れているからですか。思い当たる理由は、人それぞれでしょう。

でも、それらの理由はすべて正しくありません。

朝、起きられない根本的な原因は、「栄養不足」です。

「疲れているから起きられない」のではなく、「栄養がたりていないから起きられない」のです。どういうことでしょうか。

私たち人間の身体は、とても精巧にできています。身体の機能はすべて、食べたものを材料につくられています。口から食べたものは腸に入り、消化吸収されて血液中に運ばれます。その際、栄養素は身体全体にまんべんなく行きわたる、というわけではありません。栄養が不足していると、命にかかわるものから優先的に供給されていくのです。

栄養素が十分に血液中に運ばれていれば、あらゆる臓器や細胞に栄養素が行きわたり、身体も心も脳の働きも、とてもすばらしい状態に保たれます。

しかし、不足していたらどうなるでしょうか。命にかかわらないものから栄養素は削られていきます。朝起きられないのも、ここに原因があります。

「朝、起きられない」、あるいは「起きるのがつらい」というのは、脳がエネルギーを節約しようとしている表れです。

人が活動するには、大量のエネルギーが必要です。エネルギーがたりていないのに、人が布団から起き上がって活動を始めてしまったら、生命活動に費やされるエネルギーが枯渇します。これは命にかかわる大問題です。

そこで、脳は生命活動に必要なエネルギーを確保するため、省エネモードに入ります。目覚めを少しでも遅らせようとするのです。布団に横たわっていてくれれば、生命にかかわる最低限のエネルギーは確保できることになります。

そんな脳の働きに逆らってがんばって起き上がり、少ないエネルギーで活動を始めたとして、はたして能力を満足に発揮できるでしょうか。

ガス欠を起こしかかっているのに、車をむりやり走らせているのと同じことになります。アクセルを勢いよく踏んでしまえば、いつ車が止まってしまうかわかりません。徐行運転でノロノロと走っていれば、なんとか先に進むことはできるでしょう。

朝起きるのがつらいという人の身体とは、徐行運転の車とまさに同じ状態です。こうした状態で持てる能力のすべてを発揮することなど、できるはずもないのです。

反対に、朝ワクワクした気持ちで目覚められる人はエネルギーに満ちていて、アクセル全開で1日走りきれる人であり、理想的な状態です。ただ、この状態は特別なことではありません。誰もがつくり出せる状態なのです。

人生は食事でコントロールできる

正しい栄養素を正しい方法でしっかりと摂取すれば、身体も心も健康になります。病気を遠ざけることもできるでしょう。

病気をつくるのも、遠ざけるのも、食事しだいです。

ここまでは、誰もがわかっている当たり前のことです。

では、食事で人生をコントロールできる、というのはどうでしょうか。

人生は、食事しだいで180度変わってきます。

それなのに、こんなに大事なことに気づいている人がほとんどいません。本来持っている潜在能力を引き出せないまま、「自分の人生、こんなものだろう」「もういい年だから」となかばあきらめてしまっています。こんなにもったいないことはないでしょう。

自らの能力や魅力を年齢に応じてどんどん引き出していく、というのが人間本来の姿です。自分の脳のなかに眠っている潜在能力を、次々に目覚めさせていく力を誰もが持っているのです。

ところが、能力を眠らせたまま年齢ばかり重ねている人が、どれほど多いことでしょうか。栄養が満たされていれば、こんなにもったいないことをせずにすみます。

「自分を高めるには努力が必要」と考えている人たちがいます。でも、そうではないのです。**栄養が満たされていなければ、どんなに努力を積んだところで、脳の省エネモードを解除できず、潜在能力を引き出すことはできない**のです。

では、身体や脳が欲する栄養素を満足に与えてあげることができたらどうでしょうか。

アクセルをガンガン踏み続けても、走り抜けられる身体と脳を手に入れることができます。燃料が潤沢にあれば、車ではなく、飛行機だって飛ばすことができるでしょう。食事しだいでまったく違う人生を築くことができるのです。

自分がどうなりたいのか、どう生きたいのか、どんな人生を望んでいるのか——。

今一度考えてみましょう。そのすべてを食事でコントロールしていく方法を、本書ではお伝えしていきます。

人生の善し悪しは〝肌〟に表れる

私のクリニックでは栄養医学外来を行なっています。

栄養医学とは、必要な栄養素を正しくとることで、細胞レベルから健康な状態をつくり出していく方法論を追究する医学です。身体の内面から人間本来の機能をとり戻していくことができれば、心身は健康になります。

それだけではありません。その人が持っている能力も最大限に引き出されていくことになります。

この栄養医学に基づいた食事療法を、本書では実践していきます。

結果は数日で表れるでしょう。

食事をおろそかにしてきた期間の長い人は、そのぶん時間もかかると思います。でも、10日も実践すれば、目に見える変化を実感できるはずです。

まず即効的に変化の表れるのが肌です。

肌には、食べるものの差が如実に表れます。今、**あなたの肌の状態を決めているのは、これまで食べてきたもの**です。

私はその人の肌を見れば、今日までどんな食事をとってきたのか、どんな栄養素がたりていないのかがすぐにわかります。その栄養素を積極的にとるよう助言すると、あっという間に変化が生じます。

肌のくすみがとれ、毛穴の開きが小さくなり、色の澄んだプルプルでつややかな肌がよみがえってきます。シミもシワも薄くなります。女性にとっては、まさに憧れの肌です。長年悩んできたアトピー性皮膚炎も根本的に治療できます。

男性であっても、肌は体内の細胞の状態を表すバロメーターです。肌質が美しく整ってきたら、およそ60兆個あるといわれる体細胞の状態が改善してきたと自信を持ってください（体細胞の数は37兆個から１００兆個までいろいろな説がありますが、本書では、多く語られている「約60兆個」という数でお話ししていきます）。

なぜ、そう判断できるのでしょうか。

答えは、皮膚は「身体の内面を映し出す鏡」だからです。

肌トラブルは、目に見える表面に現れるだけに、本人にとっては深刻な問題です。

ただ、命にはかかわりません。生命を守るという人体の重大事項から考えると、皮膚の健康は優先順位が低いのです。体調が悪いとき、風邪をひいたときなど、肌がボロボロになったり、ニキビができたりしたことがあるでしょう。

でも、肌がどんなにボロボロでも、命を奪われることはありません。このように、**栄養がたりていないと、肌に必要な栄養素は削られていく**ことになります。だからこそ、肌を見れば体内の状態が細胞レベルで手にとるようにわかるのです。

つまり、肌質がよいというのは、肌にまで必要な栄養素が十分に届けられているということ。身体中の細胞に栄養素が潤沢に行きわたっていることを肌は伝えているのです。

それはすなわち、脳の細胞にも、必要な栄養素がしっかりと届いていることを示しています。脳の働きが全開モードになり、いまだ眠っている潜在能力を引き出す準備が整っているというサインです。この状態で新たなチャレンジをしていけば、1つ1つがうまくいくでしょう。

人の能力はホルモンのカクテル具合で変わる

人の性格や能力、魅力に大きく関与している内分泌物にホルモンがあります。

ホルモンの作用を理解し、その分泌のしかたや活用方法について知識を深めることができたなら、人生を変えることはとっても簡単です。

人に幸福感をもたらすのは、主に「ドーパミン」「セロトニン」「オキシトシン」「エンドルフィン」という4つの幸せホルモンです。人の性格をつくっているのは、「ドーパミン」「セロトニン」「テストステロン」「エストロゲン」の4つの性格ホルモンです。

まず知っておいていただきたいのは、**性格ホルモンの4つのカクテル具合で、人の性格や魅力、能力までも違ってくる**、ということです。

その4つのホルモンも、私たちが食べたものからつくられています。

何をどう食べるかによって、どのホルモンが優位になるかまで違ってきます。性格を決めるホルモンの分泌量や優位性が、食事によって異なってくる――。それはつまり、性格や魅力でさえ食べたもので決まるということなのです。

私は、ミス・ユニバース・ジャパン東京大会におけるビューティーキャンプ講師を務めています。ミス・ユニバースは、女性の美を競いあう世界を代表するコンテストです。世界一の美しさを求めて自分を磨き上げている女性たち。外見的な美しさはもちろんですが、心の美しさが表情に表れ、言葉となり、人間的魅力を醸し出します。

そして、その性格や肌質にまで、ホルモンが影響しているのです。

女性が女性らしい美しさを築くには、エストロゲンが必要です。女性ホルモンであるエストロゲンは、女性の肌や身体つき、そして心を女性らしくしてくれます。

色が白くてプルプル、触ってみたくなるようななめらかな肌にするのが、エストロゲンの作用です。このホルモンの分泌を増やしてこそ、女性らしい美に磨きがかかります。

ところが、勝ちたい気持ちが強くなりすぎると、女性も男性ホルモンでがんばるようになります。男性ホルモンでがんばるほうが、競争に勝つ意欲が湧きやすいからです。

しかしそれでは、女性らしい美しさは消えてしまいます。

男性ホルモンの一種である**テストステロンは、闘争心や競争心をつかさどります**。女性の身体でも、テストステロンは分泌されています。そして、戦いを前にすると、闘争心をつかさどるテストステロンがいっきに放出されやすくなるのです。

男性の場合、テストステロンは必要です。男らしい心身をつくってくれるホルモンだからです。しかし女性の場合、テストステロンを優位にしてはいけません。女性ホルモンであるエストロゲンが分泌されにくくなるからです。男性ホルモンと女性ホルモンは競合します。一方が過剰に分泌されると、一方は分泌されにくくなるのです。

女性の美しさや性格には、エストロゲンが絶対に必要です。

ところが困ったことに、女性ホルモンのエストロゲンは闘争心を消してしまう作用があります。エストロゲンが優位になると、性格は優しくおっとりとし、人につくすことに喜びを感じるようになります。とてもすてきな性格なのですが、勝負を前にすると、勝ち抜こうという意欲に欠けてしまうところがあるのです。

そこで大事になるのがドーパミンというホルモンです。エストロゲンを減らすことなく勝利するには、ドーパミンで楽しく頂点を目指すことが大切になってくるのです。

「ドーパミン」で潜在能力が開花する

ドーパミンは「楽しい！」「ワクワクする」という気持ちをつくり出す幸せホルモンです。

ドーパミンが優位に働くようになると、自分の力で新たな世界を切り開いていくことが楽しくてしかたがなくなります。自分に生きる軸ができるため、周囲との人間関係に振り回されることもなくなり、ストレスを感じることも減ります。自ら定めた目標に純粋に「楽しい」「ワクワクする」という気持ちで突き進めるようになるのです。

しかも、脳細胞の一部である「シナプス」を増やし、脳の働きを活性化させる作用も持ちます。その人が持つ能力を向上させる作用が強いのです。潜在能力も、ドーパミンによって引き出されます。

このホルモンを優位に働かせ続けることのできる人こそが、人生の成功と幸せをつかむことができます。ドーパミン優位の性格をつくり出すと、男性も女性も人生がいっきに変わるでしょう。毎日が楽しくてしかたがなくなります。

「人生、楽しくてしかたがない」

これこそ、本来、すべての人に約束された人生です。

人とは、がんばったりストイックになったりしなくても、楽しみながら能力を高めていく力を持っています。その原動力になるもの、それがドーパミンなのです。

そんなすごいパワーを持つドーパミンも食事しだいで分泌量を増やせます。結果は10日間で表れます。外見も変わり、内面からも湧き出てくるものが違ってきます。

食事を変えれば、10日間で人生が変わる――。

これこそ栄養医学に基づく食事療法の真髄なのです。

ドーパミン＝
「歓喜のホルモン」「意欲のホルモン」

やる気、幸福感を高めるホルモン。

どんなときに分泌される?

- 報酬を得るために働く
- 夢に近づくために勉強する
- 本番で勝つために練習する
- 理想の恋人を手に入れるためにがんばるetc.

快感や快楽、歓喜など報酬を得るために何かをするときに、意欲や好奇心、欲望、やる気が湧いてくるのは、ドーパミンが放出されるから。

ドーパミンを分泌させるには?

- 適度なアルコール
- 少しぬるめの緑茶を飲む（テアニン分泌促進）
- カラオケで好きな歌を歌いまくる
- クラシック音楽を聴く（1/fゆらぎ）
- 食事改善（チロシンを多く含む食品をとる）
  ……カツオ、タケノコ、納豆、アーモンド、
  ゴマ、ナッツ、バナナ、アボカドなど

ドーパミンがたくさん放出されると集中力が高まるので、あまりお腹が空かない。
恋をすると食欲がなくなるのはこのため。
→ **ダイエットに最適**

セロトニン＝
「リラックス（精神安定）ホルモン」「幸せホルモン」

▼

自律神経やホルモンバランスを整え、リラックス作用をもたらし、
心身ともに落ち着かせてくれるホルモン。

意欲を高めるドーパミンとストレスに反応する
ノルアドレナリンの暴走を抑制して、心のバランスを維持してくれる。

▼

3つのホルモンバランスがよいときに人は「幸せ」を感じる。

どんなときに分泌される?

- よいことをする
- 人に優しくする
- ボランティア（一定のくり返しでずっと放出される）

セロトニンの効果

- 見た目が若々しく元気になる
- 免疫力を高め病気を予防する
- 食欲を抑える（ダイエット効果）
- 脳が活性化して、スッキリ前向きな気分が持続する（落ち着きや心地よさ、満足感を感じることができる）
- 人の気持ちがよく理解できる（「共感脳」が鍛えられる）

人間には本来、他人の表情や態度から直感的に心を読みとる「共感脳」が備わっている。その働きを活性化するのがセロトニンであり、ビジネスでも、社会生活を営むうえでも重要。

オキシトシン＝「愛情ホルモン」

母性愛という心の状態、男女の愛情という心の状態、
信頼という心の状態をつくり出す。
哺乳類だけが持っているホルモンであり、
絶対愛の感情はオキシトシンから生まれる。

オキシトシンを分泌させるには

- 力を抜いたスキンシップ
- 家族団らん
- 夫婦、恋人とのふれあい
- レストランなどで、向かいあうのではなく、横並びで肩を寄せあい楽しく過ごす
- 感情を素直に表す
- 親切を心がける

脳の疲れがとれるだけでなく、身体も健康になる（くり返し行なうことで持続的に分泌し、幸福感が継続する）。

オキシトシンの効果

- 人への親近感、信頼感が増す
- ストレスが消えて、幸福感が得られる
- 血圧の上昇を抑える
- 心臓の機能をよくする
- 長寿になる

オキシトシンが分泌されるとセロトニン神経も活性化される。この２つのホルモンが十分に分泌されると心の疲れが癒され、幸福感に包み込まれる。

エンドルフィン＝「多幸ホルモン」

ストレスを解消する作用を持ち、幸福感をつくる。
身体の修復力や免疫力を向上させる。

どんなときに分泌される?

- 好きなことや楽しいことをしたとき
- セックスをしたとき
- おいしい食事をしたとき
- スポーツやギャンブルで勝ったとき（ギャンブル中毒はこの影響）

エンドルフィンの効果

- 天然の鎮痛剤といわれ、その効果はモルヒネの6倍以上ともいわれている
- 免疫力を高める
- エンドルフィンが分泌されるとアルファ波が出るため、ひらめきや学習能力が向上する

第１章

栄養を制するものが人生を制す

〝手軽な食事〟が人生を狂わせる

「たかが食事」。そんなふうに食事を軽んじる人が多くなりました。

でも、気づいてほしいのです。食事を軽んじていては、最高の人生を手に入れることはできないということに――。

反対に、栄養のポイントを押さえて食事を整えれば、人生は確実に変わっていきます。

人の身体は、およそ60兆個の細胞からつくられています。その細胞1つ1つをつくっているのが、食事なのです。**生命や脳の活動に必要なエネルギーも、性格を決定づけるホルモンも、すべては食べたものからつくられています。**

あなたは、どんな材料で自分の細胞をつくりたいですか。エネルギーやホルモンをつくり出す栄養素は十分にたりていますか。その答えのすべてが、今日の食事にあります。

今、世の中がとても便利になりました。

食事も、お金を出せば買うことができます。つくる必要もありません。

でも、便利さに流されている人に、成功と幸せに満ちた楽しくてしかたがない人生をつかむことが、果たしてできるのでしょうか。手軽な食事には、健康な細胞をつくる栄養素も、エネルギー産生を高める栄養素も含まれません。

この本を手にしてくれたことを、人生を変える大きな転機にしていきましょう。その大事な一歩として、手軽さの背景にある問題を見つめてください。

私たちは、1年に1000食以上の食事をとっています。1日3食で考えると、小さな問題に思える食事も、1年に1000食以上と考えれば重みがまるで違ってきます。

その1000食を、何も考えずにただ空腹を満たすためだけに食べるのですか。それとも細胞レベルにまで意識を向けて食べるのですか。それによって、結果がまったく変わってくるのは当然のことです。この積み重ねの10年、20年、そして一生なのです。

大事な1000食をコンビニエンスストアやスーパーのお弁当ですませるのか、カップラーメンをすするだけでよいのか、菓子パンやおにぎりを頬張れれば満足なのか。

それとも、身体が欲する栄養素を考えながら、手づくりするのか。

どちらの意識を持つかによって、人生は大きく変わってくるということです。

こんなお話をすると、まず耳にするのが、

「毎食、栄養素を考えながら食事を整えるなんて、面倒。できない」

という声です。なぜ、やる前からそう思うのでしょう。

答えは1つだけ。そう思う人の脳が、省エネモードに入ってしまっているからです。

命を支えるエネルギーしか産生できておらず、新しいことにチャレンジするエネルギーがないのです。この状態が「面倒」「できない」という感情を生み出します。

人生をつくる食事を「面倒」と思う。その時点で、栄養不足であることは明らかです。

こうした人は、栄養医学に基づいた食事療法を実践すべき十分な理由を持っています。

肥満でも栄養不足になる

栄養不足といわれても、「?」と思う人は多いでしょう。

飽食のこの時代、栄養不足といわれてもピンとこないかもしれません。食べ物が身の周りにあふれていて、「空腹で死にかけた」という経験をすることは、通常の生活のなかではほぼないでしょう。

でも、知ってください。飽食の時代だからこそ起きる栄養不足があるのです。

コンビニやスーパーのお弁当では身体が欲するミネラルやビタミンをほぼ得られません。カップラーメンなどのレトルト食品には、化学物質が含まれています。そうしたものを頻繁に食べている人の身体は、化学物質を体外に排出するために、なおのことたくさんのビタミンやミネラルを欲しています。

ビタミンやミネラルを得るために、コンビニでサラダを購入する人も多いでしょう。

しかし、生野菜に含まれるビタミン類の多くは、水溶性という性質を持ちます。水溶性のビタミンは水に溶け出しやすく、壊れやすいのです。ですからサッと水洗いしたらなるべく早く食べる必要があるのです。陳列棚に長時間並べられたサラダは、すでに栄養素が壊れた残骸です。ビタミンが壊れてしまった野菜を食べていることになります。

毎日、バランスを考えながら食事を手づくりしていても、栄養不足は起こってきます。つくり方、食べ方、整え方という正しい知識を得れば、栄養素を効率よく摂取し、吸収することができます。

私たちの身体は、たった1つの栄養素がたりないだけで、エネルギーを十分につくり出せないようになっています。同じ量を食べたとしても、栄養の状態によってつくり出せるエネルギー量は違ってくるのです。

太っている人は、自分に栄養不足は関係ないと思うかもしれません。満ちたりている栄養が身体に蓄えられ、それが肥満体をつくっていると考えている人もいるでしょう。

しかし、そうではありません。むしろ、肥満の身体は、栄養不足のかたまりのようなもので、栄養のバランスが悪いために、エネルギーを十分につくり出せなくなっています。

そのエネルギーに変換できない栄養素が脂肪となり、身体にずっしりと蓄えられているのです。太った身体とは、エネルギーの産生効率の悪い身体だということです。

栄養医学をとり入れた食事療法を実践すれば、エネルギーを効率よくつくり出せる身体になり、身体に蓄えられたムダな脂肪も、エネルギーにどんどん変換されていきます。ムダなぜい肉を、きれいに削ぎ落とせるでしょう。

たくさん食べているのに、勝手にやせてどんどん元気になるというサイクルをつくり出すのが、究極のダイエットなのです。

朝起きられないのは「鉄不足」が原因

私たちの身体のなかで行なわれる活動のすべては、エネルギーを使って行なわれます。心臓を動かすのも、血液を循環させるのも、腸で消化吸収を行なうのも、皮膚が再生するのも、脳が思考するのも、あらゆる活動でエネルギーが使われます。細胞1つ1つをつくる細胞分裂にも、エネルギーが必要です。睡眠中にも、エネルギーは使われているのです。

エネルギーの産生量を増やせれば、それだけ活発に活動できます。反対に、減ってしまえば、生命維持への関与が薄いものから供給が減らされていきます。ものを考えたり覚えたりといった脳の高度な活動は、真っ先に削られるものの1つです。

では、エネルギーはどこでつくられるのでしょうか。

答えは、1つ1つの細胞のなかです。その際に酸素が使われます。酸素があってこそ、身体は大量のエネルギーをつくり出すことができます。

酸素を全身にめぐらせるうえで欠かせないのがヘモグロビンです。

呼吸で得た酸素は、血中のヘモグロビンと結びつき全身に届けられます。

ヘモグロビンとは、鉄を含む「ヘム」とたんぱく質の一種である「グロビン」からなります。簡単にいえば、「ヘモグロビン＝鉄（ヘム）＋たんぱく質（グロビン）」です。

人体の細胞に酸素を届けるには、ヘモグロビンが欠かせませんが、重要なのはヘモグロビンの材料の鉄なのです。

私たちの体内にある鉄の約3分の2は、酸素を運ぶために使われます。**鉄が不足すれば、全身の細胞に供給される酸素が不足する**ことになります。こうなると、エネルギーの産生量はガクンと落ちます。

私のクリニックの栄養医学外来に来院される患者さんの血液を調べると、ほぼ100パーセントの人に鉄不足が見られます。現代人の鉄不足は、とても深刻な状態です。

鉄欠乏チェックリスト

- □ 朝、起きるのがつらい
- □ 少し動いただけで、疲労を感じる
- □ 肌の色、とくに顔色が青白い
- □ 気がつくと、青あざができている
- □ ニキビや湿疹ができやすい
- □ 冷え性で、足がむくみやすい
- □ 胃に不快感があり、食欲がない
- □ 立ちくらみ、めまい、頭痛がある
- □ ものを飲み込むときに、つかえ感がある
- □ 月経不順で、生理の出血量が多い

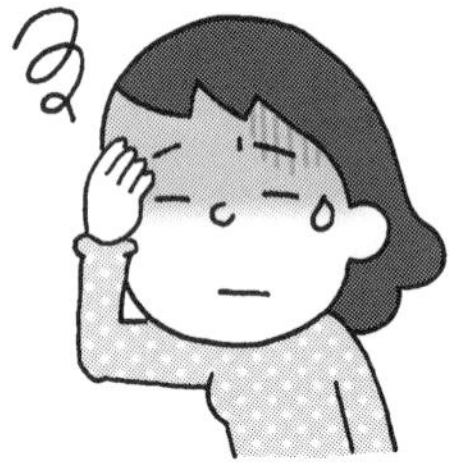

●3つ以上あてはまれば、鉄欠乏の可能性があります。

本書の冒頭に、「朝起きられないのは栄養不足が原因」とお話をしました。

ここで不足している栄養素も、主に鉄です。鉄の不足によってエネルギー産生量が著しく減り、活動のためのエネルギーをつくり出せなくなっているのです。

「子どもが朝、起きてくれない」と悩むお母さんたちがいます。でも、「起きない」のではなく「起きてはいけない」のです。鉄が不足すれば、エネルギーもたりなくなります。すると、人は起きるのがつらくなります。それは、命を守るための一種の防御反応です。燃料不足の車を走ら

せたら、事故を起こす危険性が高まるでしょう。人間も同じなのです。

朝、起きられないのは、エネルギー不足によって命に危険があるからといえます。それを「起きなさい！」と叱り、無理に起こしてはいけないのです。

鉄のとり方にはポイントがある

では、朝、起きられない人は、どう対処すればよいのでしょうか。

鉄を豊富に含む食べものを積極的にとることです。

ただし、効率よく吸収するには、ポイントを押さえて食べることが大事です。

鉄は、動物性から植物性までさまざまな食品に含まれます。

その種類には「ヘム鉄」と「非ヘム鉄」という2つがあります。

ヘム鉄は、動物性の食品に含まれる鉄で、たんぱく質と結びついています。

一方の非ヘム鉄は、植物性の食品に含まれる鉄で、たんぱく質と結合していません。

たんぱく質と結びついているかどうかで、鉄の吸収率は違ってきます。ヘム鉄は、15～30パーセントが吸収されますが、非ヘム鉄は5パーセント以下しか吸収されないのです。

こうして考えると、鉄は動物性の食品からとるのが効率的ということになります。具体的には、ヘム鉄は豚や鶏、牛のレバー、赤身の肉、卵、マグロやカツオなどの赤身の魚、カキやアサリ、シジミなどの貝類、丸干しのイワシなどに豊富です。

ただし、ここにも問題が1つあります。

肉には、飽和脂肪酸が多いということです。肉を焼いた際に出る脂は、冷めると白く固まります。あれが飽和脂肪酸です。飽和脂肪酸は常温で固まる性質を持つのです。

それが血液中に入れば、血液をドロドロにする一因になります。高血圧症や高脂血症、糖尿病などは、飽和脂肪酸のとり過ぎも原因になっています。

1つの栄養素をとるために、病気の芽も一緒にとり込んでしまうということは、できるだけ避けたいものです。よって、鉄不足をレバーや赤身の肉で補おうと積極的に食べるのは、避けたほうがよいということになります。

一方、**ヘム鉄の豊富な食品のなかでも、マグロやカツオ、貝類、イワシなどは飽和脂肪酸が少なく、積極的に食べていきたい食品**です。

ただし、それらだけで鉄の必要量をすべて補おうとするのには無理があります。どうするのが現実的でしょうか。

赤身の魚や貝類、イワシなどを食べつつ、ホウレン草や小松菜、春菊などの青菜、ヒジ

ヘム鉄と非ヘム鉄の違い

	ヘム鉄	非ヘム鉄
吸収率	15〜30％	5％以下
多く含む食品	肉類・魚類	植物性食品（ホウレン草・小松菜・モロヘイヤ・大豆類など）・海藻類・穀類・牛乳・卵・貝類
一緒にとると吸収率が上がるもの	肉類・魚類	肉類・魚類
吸収を阻害するもの	タンニン・シュウ酸	タンニン・シュウ酸
主な食品名	マグロ・カツオ・イワシ・アジ・カキ・アサリ・シジミ・赤貝・豚レバー・牛レバー・赤身の肉・卵など 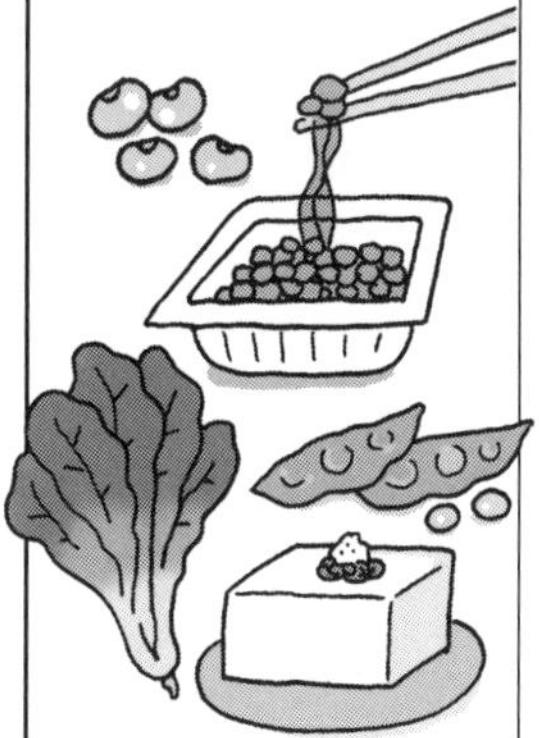	ホウレン草・小松菜・春菊・ヒジキ・納豆・豆腐・大豆・枝豆・切り干し大根・プルーンなど 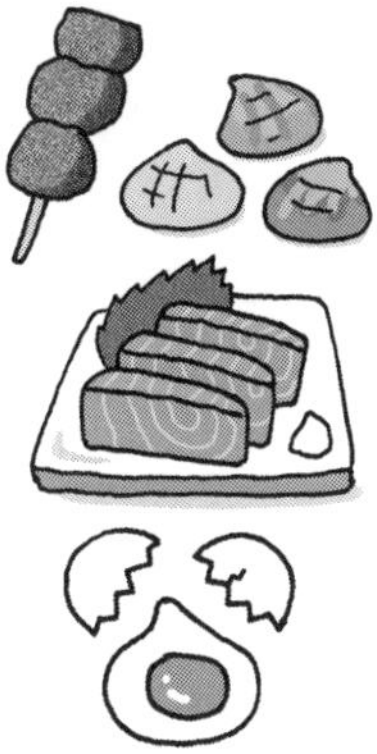

キなどの海藻、豆腐や納豆などの大豆食品に多く含まれている非ヘム鉄を摂取するのがおすすめです。非ヘム鉄は、ヘム鉄に比べて吸収率が落ちるため、これらの食品をとるときには、魚介類を一緒に食べましょう。非ヘム鉄はヘム鉄と一緒にとることで、吸収率を高められるのです。

また、**ビタミンCも非ヘム鉄の吸収をよくします。ビタミンCは、レモンやオレンジなどの柑橘類、キウイ、イチゴなどの果物に豊富**です。

「果物はデザートで食事の〝おまけ〟。あってもなくてもいい」

そう考えている人がいますが、これも間違いといえるでしょう。果物も食事を構成する大事な一員です。ビタミンCの豊富な果物を最後に食べるかどうかで、鉄の吸収率は違ってくるのです。それはつまり、エネルギーの産生量が違ってくるということになります。

反対に、**食事と一緒に緑茶や玄米茶、紅茶、コーヒーなどを飲まない**ことです。

これらの飲み物には、タンニンという成分が含まれます。

タンニンは、細胞の酸化を防ぐ優れた働きを持ちますが、非ヘム鉄の吸収を妨げる作用もあるのです。タンニンを一緒にとると、せっかくの非ヘム鉄を吸収できなくなるのです。食事と一緒にコーヒーやお茶を飲む人ほど、エネルギー不足になりやすいのです。

緑茶や玄米茶、紅茶、コーヒーは、せめて食後1時間以上あけて飲むようにしましょう。

「消化酵素」とは栄養素を分解する〝ハサミ〟

私たちは1年に１０００回以上の食事をします。

人生１００年と考えると、単純に計算して生涯で10万回以上もの食事をすることになります。１食１食の積み重ねが、人生になるのです。

では、食べたものがどのような流れで、心身の栄養になっていくのか、知っているでしょうか。基本的なことですが、栄養のとり方を考えるうえで大事なことです。

身体や脳が動くには、エネルギーが必要です。

そのエネルギー源となるのが、「糖質」「たんぱく質」「脂質」という栄養素です。生命に直接かかわる栄養素であることから、この３つは「３大栄養素」と呼ばれます。

次に必要とされるのが、「ビタミン」と「ミネラル」です。この２つを加えると「５大栄養素」となります。５大栄養素が体内でしっかり働いてこそ、人は健康を保てます。

３大栄養素は、「消化酵素」という物質の力を借りて細かく分解されます。

一言で消化酵素といってもさまざまあり、どの栄養素を分解するのかは種類によって違ってきます。ただ、主要な働きは同じです。簡単にいえば、担当する栄養素をチョキンチョキンと細かく切っていく〝ハサミ〟の役割です。

私たちが食べたものは、歯で噛み砕くことで唾液と混じります。唾液のなかにも消化酵素がたっぷりと含まれます。その消化酵素は、糖質をチョキンと分解する働きを持ちます。

次に、食べたものは、胃にたどり着きます。胃液にはたんぱく質を分解する消化酵素が含まれます。よって、胃では主にたんぱく質の分解が行なわれることになります。

そのあと、十二指腸を通る際に、食べたものは胆汁酸と混じりあいます。胆汁酸には、脂質を分解する消化酵素が含まれます。

ここまでで、３大栄養素の分解はだいぶ進みます。

ただ、身体に吸収されるためには、さらに小さな成分に分解される必要があります。

次に、食べたものが浴びることになるのは、膵臓から分泌される膵液です。膵液には、３大栄養素すべてをさらに細かくチョキンチョキンと切る消化酵素が含まれます。

そうして腸に食べたものが届けられると、これ以上分解できないという最小のところまで栄養素は分解されます。ここで分泌されている腸液には、３大栄養素すべてを最小の分子に分解する消化酵素が含まれています。

以上のように、消化酵素の力を借りながら細かく分解された栄養素は、腸から吸収されて血管に入ります。

血管とは、身体のすみずみにまで張り巡らされた栄養素の通り道です。その道をたどって栄養素は全身の細胞に届けられます。

人体を構成する細胞は、およそ60兆個もあることがわかってきています。栄養素はそのすべての細胞にとり込まれ、エネルギーの産生や細胞の生まれ変わりに使われることになるのです。

一方、分解が不十分で血管に吸収されなかった栄養素は、どうなるでしょうか。すべて大便になって排出されます。どんなにおいしく、豪華な食事をしたとしても、しっかりと消化されなければ、エネルギーの原料になることも、細胞をつくる材料になることもないのです。

つまり、栄養素の消化吸収には、消化酵素が重要だということ。これをしっかり分泌できる状態を整えてこそ、私たちの身体は栄養素を有効活用できるのです。

胃の消化酵素は、たんぱく質を材料につくられます。ですから、良質なたんぱく質をとることが大事です。たんぱく質は、肉、卵、魚介類、納豆や豆腐などの大豆食品に豊富です。ただし、肉には飽和脂肪酸が多いので、食べすぎてはいけません。

たんぱく質は、魚介類や納豆、豆腐から摂取するのが望ましいといえるでしょう。

たんぱく質の摂取量の少ない人は、胃液もつくられにくくなります。胃液が少なければ、たんぱく質の分解がうまくいきません。こうなると、消化酵素も満足につくられなくなります。それは、栄養全般が体内で使われなくなることを意味します。

たった1つの栄養素がたりないだけで、生じる弊害の大きさははかりしれないのです。

60兆個の細胞がエネルギーをつくり出す

では、細胞に入った栄養素は、具体的にどのようにエネルギーをつくり出すでしょうか。

私たちは、食事の際、主食をとります。具体的には、お米やパン、麺類など糖質がメインのものです。

糖質は、腸のなかで、ブドウ糖（グルコース）という最小の栄養素になります。

ブドウ糖は、エネルギーをつくり出すスターターです。

1モル（物質の量の単位）のブドウ糖が細胞内にとり込まれると、ピルビン酸という物質に変化します。この過程で、最終的に2ATPがつくり出されます。ATPとは「アデノシン3リン酸」の略で、簡単にいえば、エネルギーのことです。

エネルギーも2ATPまでは、食べものさえとっていれば、誰にでもつくり出せます。

たとえ、主食をとらなくてもここまでは行きます。すべての食材に、ブドウ糖は少量であっても含まれるからです。

ただし、2ATPのエネルギーというのは、呼吸や心臓などが行なう生命活動のギリギリのラインです。これだけではそれ以上の活動ができません。生命を保つだけで精一杯なのです。ガス欠ギリギリの状態で、車を徐行運転させるようなものです。

エネルギッシュにポジティブに生きるには、もっと大量のエネルギーが必要です。

そこで求められるのが鉄です。

鉄は、酸素を全身に運ぶために必要なミネラルであることはお話ししました。もう1つ、多くの鉄を身体が欲している理由がここにあります。

鉄があれば、「TCA（トリカルボン酸）サイクル（クエン酸回路とも）」というシステムを使って大量のエネルギーをつくり出せるのです。たった1つのブドウ糖から、最終的にはなんと38ATPを産生できます。

また、**鉄と一緒に必要となるのが、ビタミンB群**です。ビタミンB群も、大量のエネルギーを生成するために必要不可欠な栄養素です。

エネルギー量を増やす栄養素がある

では、鉄とビタミンB群は、エネルギー産生にどのようにかかわるのでしょうか。

1モルのブドウ糖は、細胞内に入ると、ピルビン酸という物質に変化する際、2ATPをつくり出すことはお話ししました。ピルビン酸は、鉄とビタミンB群の力を借りて、アセチルCoAという物質に変化します。このアセチルCoAがTCAサイクルを動かす原料になります。

TCAサイクルを動かす原料を増やせれば、エネルギーの産生量も大幅に増えます。そのためには、細胞のなかに鉄とビタミンB群が十分にあるかどうかがポイントになってくるのです。

TCAサイクルは、細胞のなかのミトコンドリアという小器官のなかで働いています。

1つの細胞内には、ミトコンドリアが数百から数千個もあります。

鉄とビタミンB群が細胞のなかにあれば、

「60兆個（細胞数）×数百～数千（1つの細胞内のミトコンドリア数）」

という膨大なエネルギー量を、私たちの身体はいっきにつくり出せるようになるのです。

ミトコンドリアは、エネルギー産生のための工場にもたとえられます。工場の数を増やせれば、産生できるエネルギー量も増大できます。そのときに役立つものの１つが、タウリンという栄養素です。タウリンは、タコやイカの刺し身、スルメなどに豊富です。トマトやニンニク、ブロッコリースプラウトにも含まれます。

このなかでもっともよいのがタコの刺し身です。火を通すとタウリンの量がちょっと減ってしまうので、新鮮なものを入手できたときには刺し身で食べるとよいでしょう。加熱するならば、サッと炙《あぶ》るくらいがベストです。煮込み料理にしてしまうと、タウリンがもったいないことになります。

なお、ＴＣＡサイクルのなかでは、物質が化学変化を起こしてエネルギーをつくり出していく際に、その都度、酵素が使われます。酵素は、たんぱく質からつくられます。ですから、エネルギーの産生量を増やすには、良質なたんぱく質も必要です。

以上をまとめましょう。人間の体細胞は60兆個あるとされています。その細胞のなかでＡＴＰというエネルギーをつくりながら、私たちは生きています。エネルギッシュに生きていくためには、膨大な数のＡＴＰが必要。その**十分な量のＡＴＰをつくり出す材料となるのが、鉄とビタミンB群とタウリンとたんぱく質**です。一方、ブドウ糖はスタートに必要な分のみ、最低限あれば十分な栄養素なのです。

たった1つの栄養素がたりないだけで起こる恐怖

「疲れがとれない」「すぐに疲れてしまう」

そう感じている人は、エネルギーの産生能力が落ちているため、ＴＣＡサイクルをうまく稼働できていないのでしょう。

「自分にはできない」「無理」「面倒くさい」「口でいうほどものごとは簡単じゃない」

そんな口グセがあるのも、エネルギー産生能力の低い人の特徴です。

ネガティブな言葉がついつい出てしまうのは、脳が活動を控えさせようとしている表れです。エネルギーの量がわずかしかないから、脳が省エネモードに入ってしまっているのです。これでは、エネルギッシュによりよい人生を生きていくことができません。

問題は、それだけではないのです。エネルギーを十分につくり出せないことでさらに怖い事態も考えられます。突然死を招く危険性すら否定できません。

たとえば、階段を上るだけで心臓がドキドキする、という人がいます。息切れは、エネルギー不足を示す主な症状の1つです。階段を上る、という日常生活をこなすだけのエネルギーもつくり出せなくなっています。そのわずかなエネルギーをめぐらせるため、心臓は懸命に働いて血液を循環させます。それによって、ドキドキと動悸が起こるのです。

ただ、階段を上るだけで息切れがするという理由で医療機関を受診しても、心電図に異常は示されません。この時点で病気というカテゴリーからは外され、「しばらく様子を見てください」といわれ、帰されてしまいます。

しかし、これを放置したらどうなるでしょうか。

心臓は、過酷な労働を日々強いられ、疲弊していき、その結果、数年後か数十年後かに不整脈が起こり、ある日突然心臓が止まってしまう、ということが起こってもおかしくありません。階段を上るという日常的な活動だけで息切れを起こすというのは、そうした危険性を未来に抱えていることになるのです。

その**息切れの原因も、鉄不足**です。ビタミンB群やたんぱく質もたりていないのでしょう。たった1つの栄養素を不足させるということは、自ら死を招き寄せる行為にほかならない、ということを覚えておいてください。

たんぱく質不足で起こる「やせ型心筋梗塞」

心筋梗塞という病気があります。心臓の血管がふさがり、血液が流れなくなることで起こる命にかかわる病気です。

ある日突然起こるため、発症するまで「自分には関係ない」と思っている人がほとんどです。しかし、食事のバランスを崩しやすい人には、決して無関係な病気ではないことを知っておいてほしいと思います。

心筋梗塞を起こす人には、2つのタイプがあります。

1つは太っている人です。内臓脂肪が多いことが原因で、血液に血の塊（血栓）ができやすく、それが心臓の血管でつまることによって起こります。心筋梗塞の患者さんに肥満がとても多いことから、両者はたびたび結びつけて語られます。

もう1つのタイプは、やせている人です。こちらは意外に思われるかもしれません。心筋梗塞はやせている人にも起こる病気なのです。

なぜ、やせている人が心筋梗塞を起こすのでしょうか。ここにも栄養不足がからみます。ブドウ糖はエネルギーをつくり出すスターターであることはお話ししました。スターターがまったくなければ、エネルギーを産生できず、人は死んでしまいます。

ただし、太っている人の場合、身体にたくさんの脂肪を蓄えているので、そのよぶんに蓄えられた脂質を分解して、エネルギー源にできます。

ところが、やせている人は、よぶんな脂肪やたんぱく質がありません。

人の身体は、体重の約20パーセントがたんぱく質です。心臓も筋肉も、すべての臓器はたんぱく質からつくられています。スターターであるブドウ糖が外から入ってこない状態になると、**やせている人の場合、身体を構成する大事なたんぱく質を壊して、エネルギーをつくり出すようになってしまう**のです。

もちろん、心臓を全部壊してしまったら、死にいたります。たんぱく質をスターターに代用するのにも限界があります。その限界が「3分の2」です。心臓が3分の2に小さくなるまで、たんぱく質を使ってしまうのです。

もともとやせていて、たんぱく質の少ない人が絶食する危険性がここにあります。

ダイエットをしたり、菜食主義に徹したり、食欲がないといって食べなかったり、食事の間隔が長くあいてしまったりすると、まず筋肉のたんぱく質が使われます。3分の2の筋肉が減らされると、次に、心臓などの臓器のたんぱく質が使われます。

いったん小さくなった心臓は、二度ともとに戻りません。通常の3分の2という大きさで働き続けなければいけなくなるのです。それは、疲れやすく、故障しやすい心臓です。

俳優やスポーツ選手など、やせている人が心筋梗塞を発症してニュースになることがあります。やせいていてムダなたんぱく質のない人が、欠食やバランスの悪い食事をしてしまうと、摂取する糖質やたんぱく質が減ります。それが心臓に大きな負担をかけるのです。

こうして起こる心筋梗塞を「やせ型心筋梗塞」と呼びます。

最近は、健康のためや美容のためのダイエットが流行っていますが、**やせている人が自己流ダイエットでがんばりすぎるのは、危険な行為**です。

絶食しても脂肪が燃焼するのは3日目から

一方、太っている人は、ムダな脂肪を落とすことが心筋梗塞の予防になります。

そのために、食事制限をする人もいるでしょう。

たとえば、太った人が欠食をすると、最初の2日間は、身体に蓄えられたたんぱく質が使われます。でも、本当に消費したいのは、たんぱく質ではなく脂肪です。たんぱく質は必要なものなので、なるべく減らしたくはありません。

最近は、ファスティングといって、健康のための断食に挑戦する人も多くなっています。太っている人がファスティングの効果を実感できるのは、３日目からです。

３日目になってようやく身体に蓄えられた脂肪がエネルギー源として使われます。こうなると脂肪がいっきに消費され、体重が減ります。身体もスリムになっていきます。

一方、ふだんから食事を意識することで、健康的に美しくやせる方法があります。第４章で紹介する食事療法です。おいしくたくさん食べているのに、おなか周りのぜい肉が自然と落ちていくすばらしい方法です。体内のたんぱく質が減る心配もありません。苦労せずにやせたいという人は、ぜひこちらを実践してください。

イライラしやすいのは糖質のとりすぎが原因

第４章で紹介する食事療法を、「時計回りプレート」と私は名づけています。この食事療法で重視していることの１つが、血糖値の調整です。血糖値とは、血液中に含まれるブドウ糖の量の値のことです。

血糖値は、糖尿病の予防や治療に重視される指標です。しかし、問題はそこにとどまりません。人の性格に強い影響を与える数値でもあるのです。どういうことでしょうか。

たとえば、空腹時にご飯やパンなどの主食や甘いものをとると、体内では以下のようなことが起こります。

糖質を急激にとると、血糖値もいっきに上がります。すると、インスリンというホルモンが膵臓《すいぞう》から大量に分泌されます。ブドウ糖を細胞内にとり込む際に使われるホルモンだからです。よって、血液中のブドウ糖の量が増えれば、それにともなってインスリンの分泌量も増えます。こうなるとインスリンの働きによって、今度は血糖値が下がります。分泌されるインスリンの量が多いほど、血糖値はいっきに下がります。

人体にとって、命の危険性がより高いのは、高血糖より低血糖です。細胞がエネルギー産生のスターターであるブドウ糖を得られなくなるからです。

人体にとって、命の危険を避けることは、何よりも優先されます。そのとき、「グルカゴン」と「ノルアドレナリン」という2つのホルモンがいっきに分泌されます。

グルカゴンは、インスリンと同じく膵臓から分泌されます。ただし、インスリンとは反対に血糖値を上げる働きがあります。血糖値を上げたり下げたりなどの調整を、インスリンと拮抗しながら行なうホルモンです。

グルカゴンとノルアドレナリンが分泌されることによって、今度は血糖値がいっきに上

糖質のとり方には注意が必要

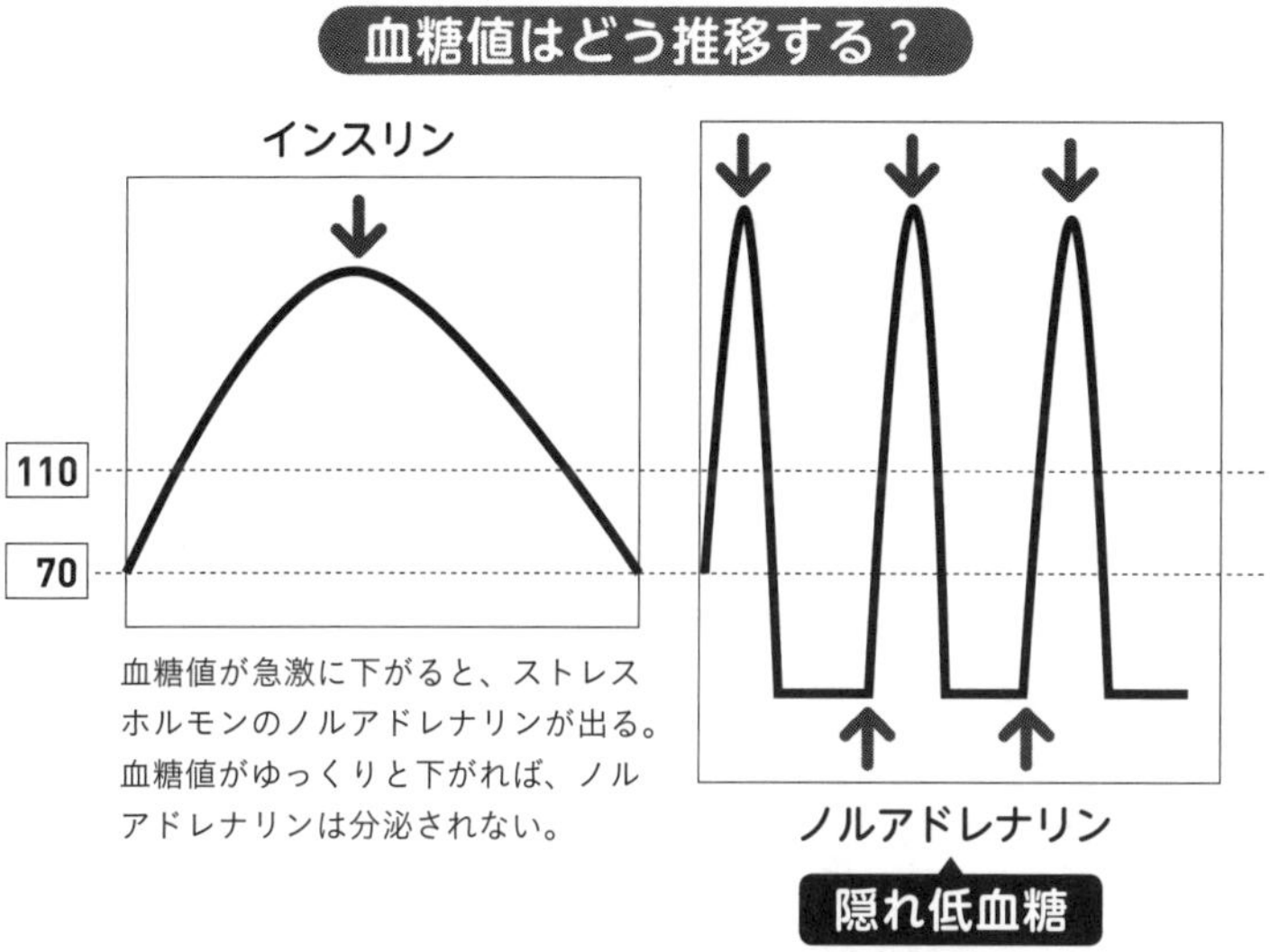

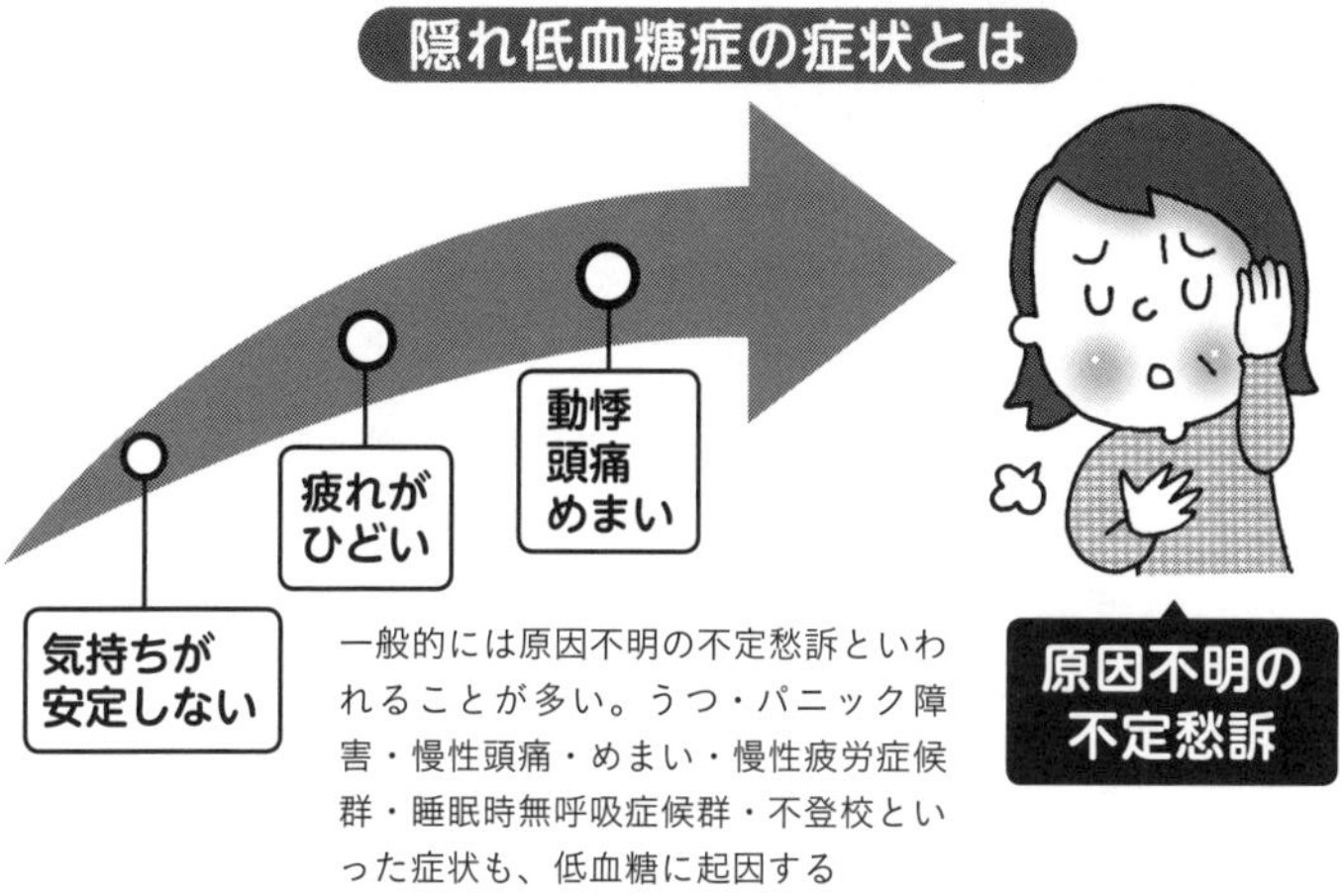

がります。すると再びインスリンが放出され、血糖値がいっきに下がります。

大量の糖質を一度にとることは、血糖値のこうした乱高下をくり返す結果をつくり出してしまうのです。

血糖値の乱高下は人の性格を変えます。ノルアドレナリンの分泌量を増やすからです。ノルアドレナリンはストレスホルモンで、幸福感を生むのとは逆の働きをします。その分泌は、気持ちを不安定にします。イライラしやすく、怒りっぽい性格をつくり出すのです。脳がネガティブな思考に支配されるようになります。

血糖値の乱高下をくり返している人は、ネガティブ思考に支配され、人生を楽しめない生き方をしてしまうのです。

これを避けるには、血糖値の乱高下を防がなければいけません。

それには、食事のとり方が重要です。第４章で紹介する時計回りプレートは、血糖値の昇降をゆるやかにするように工夫されています。

血糖値の昇降がゆるやかな人は、ノルアドレナリンを分泌させなくてすみます。それによって、性格がおだやかになり、幸福感も高くなります。

性格には、持って生まれたものもあります。しかし、ほとんどは食事によってつくられるものです。その一端を担っているのが、血糖値の昇降です。人生を楽しむメンタルの基礎は、血糖値のゆるやかな昇降によって築かれていたのです。

「糖化」を防げば老化も防げる

「糖化」という言葉をご存じでしょうか。

今、人体を急速に老化させる現象として注目されています。

糖化とは、血液中をめぐっているよぶんなブドウ糖が、体内のたんぱく質と結びつくことです。たんぱく質が糖化すると、もとのきれいな状態から変質し、その組織をボロボロにします。そうして老化を進め、働きを悪化させ、病気を引き寄せます。

糖化の進行によって起こる病気の典型が糖尿病です。

糖尿病は「病気のデパート」とも呼ばれます。腎臓病などの合併症を起こしますし、視力を低下させて失明させることもあります。下肢を切断せざるを得ないこともあります。血管で糖化が起こると動脈硬化症が進み、心筋梗塞や脳梗塞のリスクを高めます。高血圧症や脂質異常症なども起こします。

こうした合併症のすべてが、血液中をよぶんにめぐる糖が、血管や臓器のたんぱく質を糖化させることで起こってくるのです。

また、糖化が脳で起これば脳細胞が老化して、思考力が低下します。もの忘れも多くなるでしょう。**認知症の発症にも糖化が関与している**ことがわかっています。脳が糖化することは、成功と幸せが人生から遠ざかることを意味するのです。

糖化は、とくに太っている人の体内で進みやすくなります。太っている人の体内では、少なからず糖化が起こっているといってよいでしょう。太っている人ほど老けて見えるのも、糖化が老化を進めているからです。

なぜ、太っている身体では糖化が進んでしまうのでしょうか。

現代人が太るいちばんの原因は、糖質のとりすぎです。ご飯やパン、麺などの主食、ケーキやアイスクリームなどのスイーツ、スナック菓子やせんべいなどの菓子類は、糖質を大量に含みます。いずれも手に入れやすく、口にしやすい食べものです。**現代社会に生きているると、食事が糖質にかたよりやすい**のです。

ブドウ糖はエネルギー産生のスターターです。でも、量は少なくてよいのです。私たちの身体は、少ないブドウ糖で、大量のエネルギーをつくり出せるようにできています。

エネルギー源として使われなかった糖は、血管をめぐったのち、脂肪に変換されて身体に蓄えられます。体内で必要のないものは、水と二酸化炭素と尿素のみ。これらは尿と汗と呼吸となって排出されます。ブドウ糖の余剰分は、「いずれ必要になるもの」として身体に蓄えられるのです。これが糖化を促進させます。

糖化の進行を止めるには、太っている人は適正体重までやせることです。

ダイエットにカロリー制限をとり入れる人は多いですが、その方法では糖化を止められません。血糖値の昇降に留意していないからです。

ですが、第４章で紹介する時計回りプレートならば、糖化を止めながらやせることができます。やせる方法はさまざまありますが、今より健康に美しくなり、幸福感や能力を高め、人生を変えるほどのパワーを備えた食事療法は１つしかないと考えています。

「ちょこちょこ食べ」が人生を壊す

時計回りプレートは、実践する人の人生を変える食事療法です。

その根幹にあるのが、血糖値をゆるやかに上げ、ゆるやかに下げる食事のしかたです。

こうした食事をするだけで、ネガティブさが消え、ポジティブさが宿ってきます。

糖化も抑えられるので老化のスピードがゆるやかになり、若々しさが戻ってきます。太っている人は体重も減ってくるでしょう。

反対に、人生を壊す食べ方があります。

そのワーストワンが、「ちょこちょこ食べ」です。食事のあいまに、アメをなめたり、お菓子を食べたり、ジュースや甘い缶コーヒーを飲んだりすることです。それらは糖質のかたまりのような食べものです。ちょっと口に入れただけで、血糖値の乱高下を引き起こしてしまうのです。そこから体内の糖化が進み、糖尿病を発症させます。

ただ、こうしたちょこちょこ食べをする人は、それをやめられなくなっています。ノルアドレナリンが頻繁に分泌されているからです。ノルアドレナリンはストレスホルモンであり、ネガティブホルモンです。これが出ることで、気持ちが不安定になります。そのイライラを解消したくて、脳がさらに甘いものを求めてしまうのです。

この状況を変えるには、とにかく**意識して間食をやめること**です。最初のうちはイライラし、あまいものを口にしたくてしかたがないでしょう。そこはグッとがまんしてください。1週間も過ぎれば、糖質へ依存する気持ちはだいぶおさまるはずです。ノルアドレナリンの分泌が減ってきた証拠です。

ちょこちょこ食べに次いでよくないのは、丼ものです。

カレーライス、牛丼、親子丼、海鮮丼、焼肉丼などです。

たっぷりの糖質にたんぱく質と脂質をのせて食べる食事も、やはり糖化を進めます。糖質は消化吸収のスピードが速いため、これを先に食べてしまうと、血液中にブドウ糖をいっきに放出させることになるからです。

ラーメンやうどん、パスタ、パンなど、糖質をメインとする料理のみで食事をすませるのも、これと同じです。

以上のような食べ方は、「人生を壊す」と意識し、今日から改めていきましょう。

第2章

最高の自分を引き出す「ホルモン」の力

脳細胞の質は食事で決まる

人生は、本来とても楽しいものです。

楽しいことだらけです。

困ったことや大変なことも、ときには訪れます。人生を楽しめる人は、そうしたことも、ポジティブな思考力で乗り越え、もっとすばらしい人生を築く糧にしていきます。

そんな前向きな心は、健全な脳細胞からつくられます。思考をつかさどるのは脳細胞だからです。

では、健全な脳細胞とは、どうすればできるのでしょうか。栄養の整った食事です。時計回りプレートは、健全な脳細胞をつくる実践法でもあるのです。

反対に食べ物が悪いと、脳細胞はダメージを受けます。それによって思考がネガティブなほうに引っ張られると、もう自分の力だけでは抜け出せません。

それでも多くの人は、負の力に屈することを拒み、人生をよい方向へ引き上げようと、自己啓発本を読んだり、精神統一をしたり、メンタルトレーニングを受けたりします。

でも、そんなものはいっさい必要ないのです。

がんばる必要も、必死になる必要もありません。

食事さえきちんと整えていれば、ひとりでに人生は上向いていきます。 脳細胞が健康になれば、思考は自ずとポジティブになるからです。自ら人生を楽しむ思考回路は、食事によってつくられるのです。

だからこそ、食事をきちんと整えている人は、楽しくてしかたがない人生を過ごすことができるのです。

「シナプス」の数の違いが能力の違いになる

年齢を重ねても、チャレンジ精神旺盛に、人生をどんどん切り開いていく人がいます。

反対に、急速に人生をしぼませていく人がいます。「自分の人生、こんなものだろう」と思い込んでしまう人たちです。

あなたは、どちらのタイプでしょうか。ほとんどの人は後者に該当するでしょう。

これはある意味、自然な現象です。

誕生時、１４０億個あった脳の神経細胞は、生後２カ月までは増え続けます。その後、神経細胞の重量も増えます。そして、脳の神経細胞の数に限ってお話しすれば、3歳までに80パーセント、6歳までに90パーセント、20歳で100パーセント完成します。

一方、**20歳を過ぎると、脳の神経細胞は1秒間に1個ずつ死んでいきます**。1日に約10万個死ぬとすると、1年で3650万個、10年では3億6500万個も減っていってしまうのです。

神経細胞が減れば、思考力は衰えます。思考をつかさどるのは、神経細胞だからです。

脳の神経細胞は、だいたい3歳ごろまで急速に成長します。これを後押しするのが、幼少時の過ごし方です。とくに**母親が子どもとどう接するかで、神経細胞の増え方が違ってくる**というのは、医学的にも明らかになっている事実です。神経細胞を増やせる家庭環境で育った人ほど、能力も高くなるのです。

ただし、能力を決めるのはそれだけではありません。むしろ、ここからが大事です。

63ページの図を見てください。神経細胞からは、足がはえ、その足の先にはたくさんのアンテナが出ています。専門的な言葉になりますが、足の部分を「樹状突起」、アンテナの部分を「シナプス」といいます。

このシナプスというアンテナは、隣あう神経細胞のシナプスと手を結ぶように接し、情報の交換をしています。シナプスの数が多い人ほど情報の伝達スピードが速くなり、それ

脳細胞は増えない

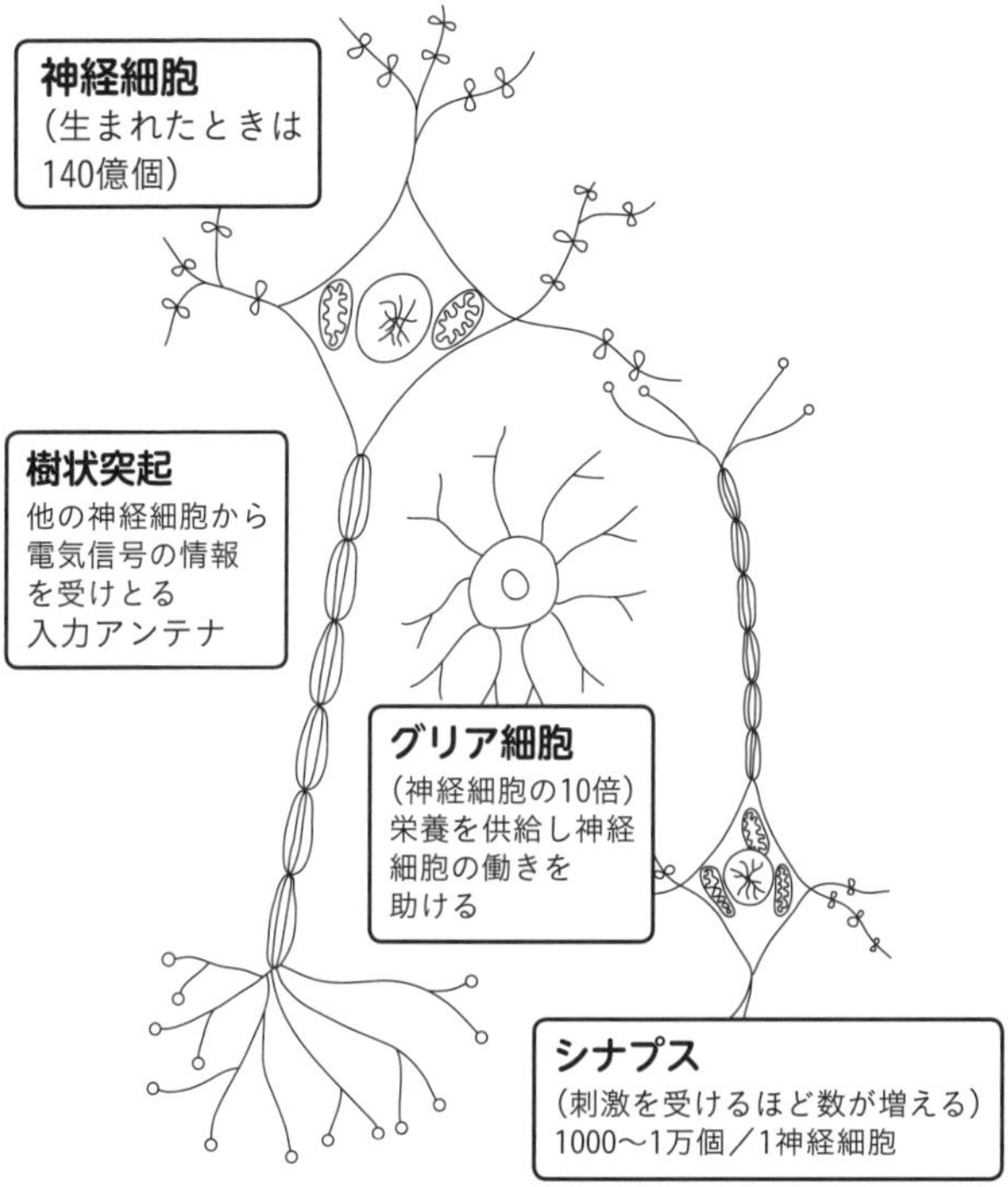

- 脳の神経細胞は1000億〜2000億個
- 生まれたとき、140億個の神経細胞の数は生後2カ月まで増加し、20歳で100パーセント完成する
- 脳の重量が増えるのは神経細胞が大きくなり、細胞間ネットワークが増えるから
- 新生児400g (5歳まで急速成長) → 成人1200〜1400g
- グリア細胞　40〜50歳まで増える (天才はこの数が多い)

20歳以降は1日に10万個ずつ減少

によって思考力が高まるのです。

シナプスは、何歳になっても、いくらでも増やすことができます。ただし、条件があります。「楽しい！」と思う刺激が必要なのです。

「嫌い」「イヤだ」「おもしろくない」「面倒」というネガティブな感情が動いているときには、いくらがんばってもシナプスを増やせません。

反対に、**「楽しい」「おもしろい」「もっとやりたい」「もっと知りたい」というポジティブな感情が働くと、シナプスはどんどん増えていきます。**

1つの神経細胞から出ているシナプスが1000個の人と、1万個ある人では、どちらの能力が高くなるでしょうか。答えは明白です。アンテナの数が増えるほど、脳の情報ネットワークの緻密さとスピードはすばらしいものに成長するのです。

たとえば、あなたに赤色のパネルを1枚見せたとしましょう。アンテナの数が少ない人は、「赤」とだけしか感じません。ところが、アンテナ数の多い人は、「情熱」「愛」「バラ」「ワイン」「フェラーリ」「ワンピース」「フラメンコ」「火」「血」「生命」「勝利」「赤ちゃん」「ランドセル」などと、イメージが瞬時にいくらでも湧き出してくるのです。

この脳の働かせ方が、人の能力の差になって表れてきます。

1個のことをいって、1個のことしか気づかないのか、それとも1個のことから10個のことを気づくのか、１００個気づけるのか。これこそ神経細胞の数、そしてシナプスの数で決まってくることなのです。

これは非常に大きな違いです。たとえば、神経細胞が１４０億個あったとします。１つの神経細胞からシナプスを1個増やせれば、それは１４０億単位での能力の違いになってくるのです。

神経細胞の数は、大人になってからは増やすことができず、20歳を過ぎたら減るばかりです。だからこそ、シナプスをいかに増やせるかが、その人の人生を決める大前提になってきます。**年齢を重ねるごとにいっそうアクティブになり、人生を楽しんでいる人とは、シナプスを日々上手に増やしている人たち**なのです。

人の能力はドーパミンの量で決まる

ただ1つ、困ったことがあります。

大人になるほど、シナプスの数を増やすのが難しくなるのです。

加齢とともに知識が増えます。自分の能力に限界も感じ、新しいことにチャレンジする意欲も失われていきます。「新しいことを知りたい」「チャレンジしたい」というワクワクした気持ちが働きにくくなってしまうのです。

そのことがシナプスを増やすうえで、高いハードルになって立ちふさがります。

この壁をとりはらうには、どうするとよいでしょうか。

ドーパミンというホルモンを分泌させていきましょう。

ホルモンとは、身体の働きを調整する内分泌物です。情報を伝達する働きも持ちます。脳のなかで働くホルモンは「神経伝達物質」とも呼ばれます。

その種類はさまざまあり、種類によって働き方も違います。

ドーパミンとは「幸せを記憶する快感ホルモン」であり、「生きる意欲をつくるホルモン」でもあります。恋愛時にときめいたり、ワクワクしたり、興奮したり、快感を覚えたりするのもドーパミンの働きで、「恋愛ホルモン」とも呼ばれます。

このホルモンが脳でたくさん分泌していると、「快」の感情が湧きやすく、思考がポジティブになります。

その状態で、新しい知識を求めたり、新しいことにチャレンジしたりすると、「楽しい！」という感情が高まります。それによってシナプスの数がどんどん増えるのです。

ドーパミンが分泌されていてこそシナプスは増えます。反対に、これがなければ増やすことができません。**人の能力は、ドーパミンの量で決まる**といえるほど、重要なホルモンなのです。

ドーパミンを増やす食べもの

では、ドーパミンを増やすには、どうするとよいでしょうか。

第一には、ドーパミンの材料になる食べものをとることです。

ドーパミンのおおもとの材料は、たんぱく質です。口からとり入れたたんぱく質の一部は、腸のなかでL-フェニルアラニンというアミノ酸に分解され、そこからL-チロシンというアミノ酸になります。この段階で、鉄が必要になります。

つまり、ドーパミンをつくり出すために必要な材料は、第一に、良質なたんぱく質と鉄になります。

一方、L-チロシンは、カツオ、タケノコ、納豆、アーモンド、ゴマ、ナッツ、バナナ、アボカドにも豊富です。こうしたものを日常的に食べ、L-チロシンを多くしておけば、ドーパミンの分泌量を増やすことができます。

脳内のホルモンのつくられ方と必要な栄養素

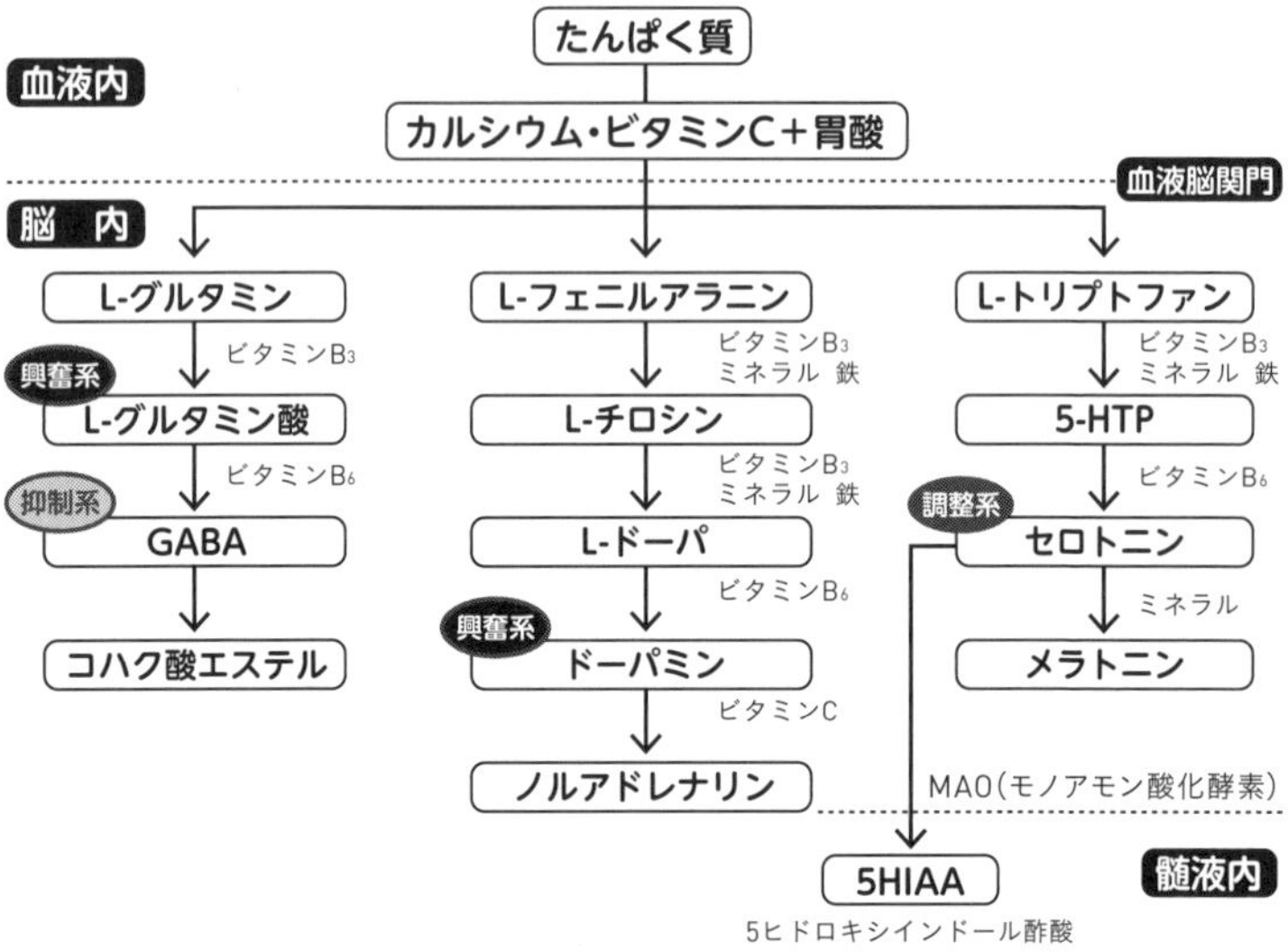

3系統の神経伝達物質の働きと関係

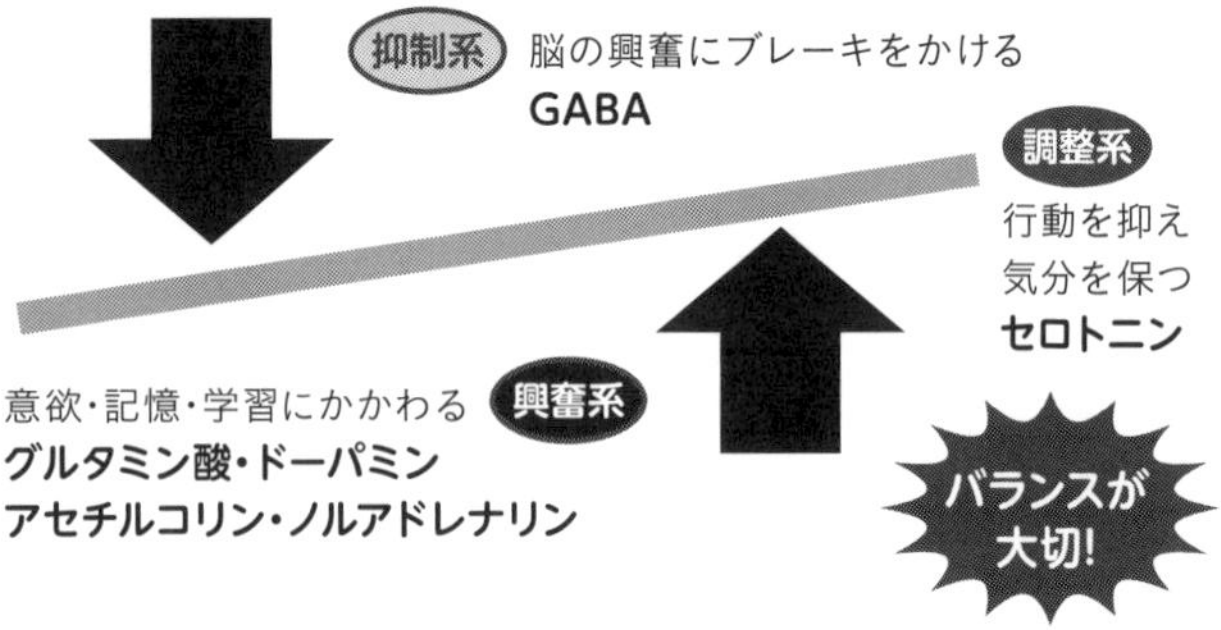

- 「ドーパミン（興奮系）」と「GABA（抑制系）」はシーソーの関係
- 両者を調整しているのが「セロトニン（調整系）」

次に、L-チロシンはL-ドーパになり、L-ドーパからドーパミンがつくられます。このときには、ビタミンB_6が必要になります。ビタミンB_6は、マグロ、カツオ、サケ、バナナに豊富です。

まとめましょう。**ドーパミンの分泌に必要な栄養素は、「良質なたんぱく質」「鉄」「L-チロシン」「ビタミンB_6」**です。これらが何か1つでも欠けては、ドーパミンをつくれなくなってしまいます。

シナプスの数を増やして、思うがままの能力を築き上げたいならば、これらの栄養素を毎日きちんととることが大事なのです。

時計回りプレートにも、本項で上げた食材を積極的にとり入れていきましょう。私も、アボカドや納豆、サケは、少なくとも週に3〜4回は食べています。

人の性格をつくる4つのホルモン

人とは、性格によって生き方も違ってくるものです。

今よりもっとよい人生を築きたいと願っても、性格によってその願いが邪魔されることもあります。

反対に、新しいことにどんどんチャレンジしていく精神を築いてくれるのも、性格です。人の性格を決めているものこそホルモンなのです。

「性格を変えるのは難しい」

そんなふうに感じている人が多いと思いますが、本当は簡単です。ホルモンの分泌のしかたを変えればよいだけです。その方法も簡単なのです。栄養の整え方で分泌のしかたは違ってくるからです。

その性格を決めるのは、次の４つのホルモンです。これらのカクテル具合で、性格は違ってきます。

●ドーパミン………「幸せを記憶するホルモン」「生きる意欲をつくるホルモン」「恋愛ホルモン」

●セロトニン………「リラックスホルモン」「精神安定ホルモン」「幸せホルモン」「調整ホルモン」

●テストステロン…「男性ホルモン」「闘争ホルモン」

●エストロゲン……「女性ホルモン」「母性ホルモン」

以上の４つのホルモンは、すべての人のなかで分泌されています。男性の体内でも、微量ながら女性ホルモンは出ていますし、女性の体内でも男性ホルモンはつくられています。ただし、分泌される量は人によって違ってきます。どのホルモンが優位に働いているかによって、性格の特徴や考え方が変わってくるのです。

これを決めているのが、あなたが食べているものです。ホルモンをつくっているのは、すべて食べものだからです。

つまり、どんな自分になりたいのか、どんな人生を築きたいのかは、ホルモンで決まってくるということです。それはすなわち、**自分の食べたものが人生の質を決めているということになるのです。**

ドーパミンは10年ごとに10パーセントダウンする

最高にすばらしい人生を築いている人たちがいます。

人に好かれ、異性にはモテて、仕事では存分に能力を発揮し、経済的にも成功している人たちです。そうした成功人生を築いている人たちには共通点があることに気づいていますか。みな、「今の自分が最高」といって、人生をワクワクと楽しんでいます。

その根底にあるものこそ、ドーパミンの分泌です。

ドーパミンにはやる気やモチベーションを高める働きがあります。シナプスの数を増やす力もあります。

ところが、ドーパミンの分泌量は、10年で10パーセントずつダウンしていってしまうのです。これも自然の成り行きの1つです。

幼いころには好奇心旺盛で、なんでも「自分でやりたい！」と意欲に満ちていた子どもが、10代になると「やりたい！」と口にする回数が減ってきます。それでも目をキラキラと輝かせ、勉強や部活などをがんばっていますが、20代になると「やりたい」という気持ちが落ちてきて、「やらなければいけないこと」「がんばること」が増えてきます。

30代になると、会社や家庭のパートナーに「やらされている」と感じる気持ちが強くなり、40代になると「自分はこんなものか」とあきらめの気持ちが出てきます。

50代になると、自分の人生に先が見えてくる思いにとらわれる人が増えます。60代、70代になると、生活に刺激を感じることも少なく、モチベーションが著しく落ちてきます。

このように、人生のなかでモチベーションが下降線をたどっていく現象こそ、ドーパミンの低下が起こしているものなのです。

ところが一方で、いくつになってもドーパミン優位で生きている人たちがいます。ドーパミンを枯らしてしまう人と、分泌し続ける人。この違いこそ、栄養のとり方にあるのです。

ドーパミンサイクルをつくろう

ドーパミンの分泌には、他にない大きな特徴があります。

「期間限定ホルモン」なのです。

ドーパミンには意欲を高める作用があります。そのため、目標や夢を持ってスタートラインに立つとドーンと分泌されます。ところが、その目標が達成されると、いっきにゼロになります。この**分泌期間が、だいたい6カ月から長くて3年**です。

いったんゼロになると、今度はそれ以上の目標がないと出なくなります。分泌量がゼロに近づくと、「人生、もうどうでもいい」という感情から抜け出せなくなります。燃えつきたように何事に対しても意欲が失われてしまうのです。このギャップが人生に疲れを感じさせてしまうという、とてもあつかいの難しいホルモンなのです。

目標をどんどん高くしなければ、分泌されないホルモンですから、成功すればするほど出にくくなります。

若いころに成功してしまった人ほど、次の目標を見つけるのが大変です。そのため、心が追いつかなくなり、気力が落ち、「こんなもんでいいや」と思う人も多いものです。

これでは、もったいないでしょう。では、どうするとよいのでしょうか。

ドーパミンは、報酬があると出やすいホルモンです。ご褒美《ほうび》が必要です。金銭、地位、すてきな恋人、合格など、ご褒美に何を欲するかは人によって異なるでしょう。でも、目標となるものを獲得したい、という思いがドーパミンの分泌を助けるのは、みな同じです。

こうした性質を活用し、私はドーパミン分泌の輪をつくることを考えてみました。それを「ドーパミンサイクル」と呼びます。

分泌の期間は6カ月から3年です。まず、人生を変えるほどの大きな目標を1つつくります。その目標を、3年後までに達成すると心に決めます。

その大きな目標に向かう第一歩として6カ月後に「このくらいならできるだろう」という達成可能な目標を持ちます。次の6カ月間の目標も決めておきます。

大事なのは、ご褒美を用意しておくことです。ワクワクと心が躍る目標は、その達成こ

ドーパミンサイクルは自分でつくり出せる

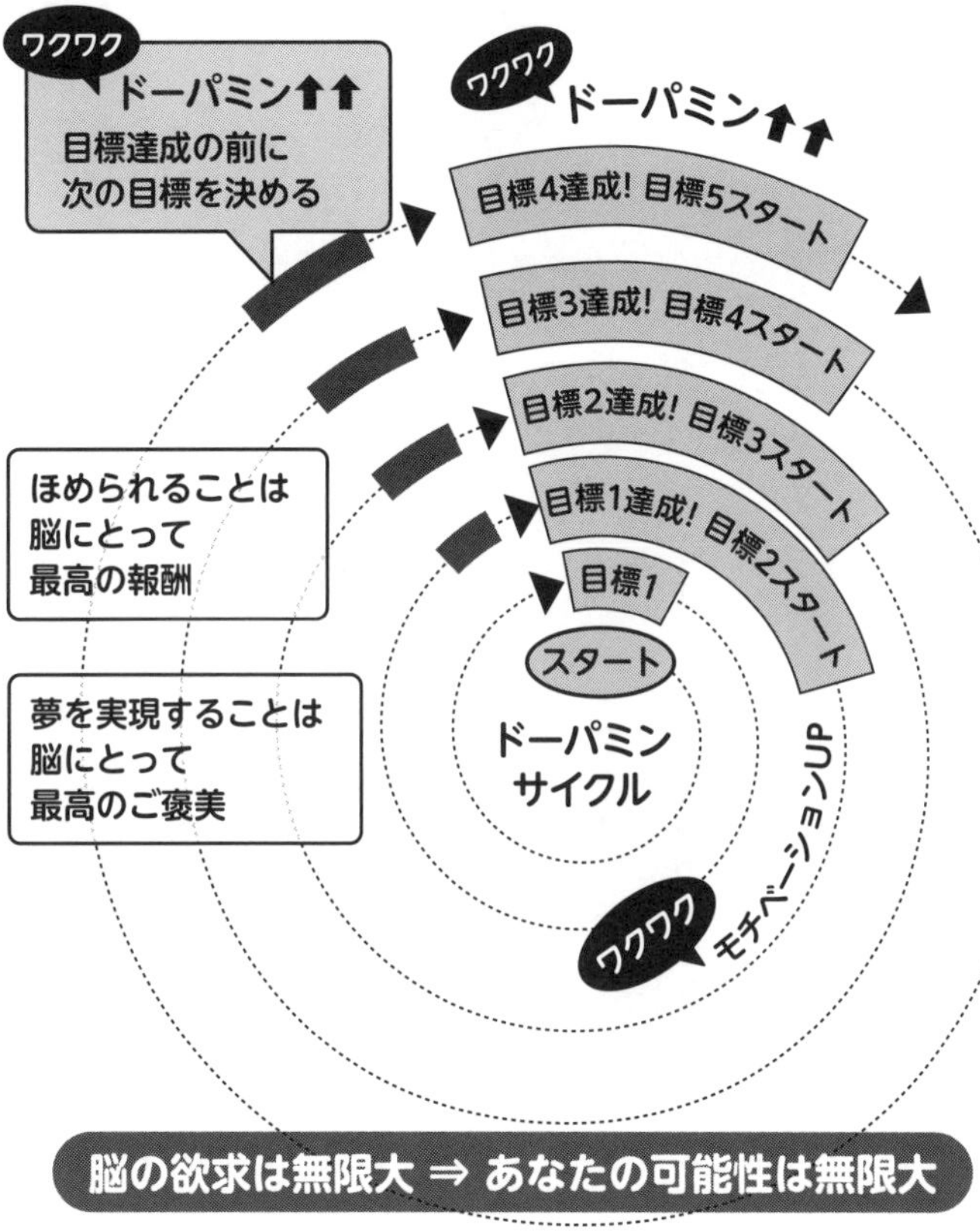

- 脳はチャレンジが好き。
  ドーパミンは目標設定と目標達成のとき、1つのサイクルで2回出る。
- ドーパミンサイクルをつくり出せれば
  ドーパミンを枯らすことなく一生出し続けることができる。
- 楽しくて思うままの人生を築き上げられる！

ドーパミンサイクルをつくるために必要な食べもの

- **たんぱく質** ………… 豆腐・納豆・魚介類
- **鉄** ………………………… マグロ・カツオ・ホウレン草・小松菜・ヒジキ・プルーンなど
- **L-チロシン** ………… カツオ・タケノコ・納豆・アーモンド・ゴマ・ナッツ・バナナ・アボカドなど
- **ビタミンB_6** ………… マグロ・カツオ・サケ・バナナなど
- **ビタミンC** ………… 色の濃い生野菜・柑橘類・イチゴ・キウイなど

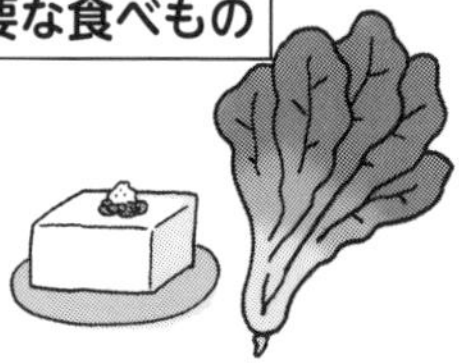

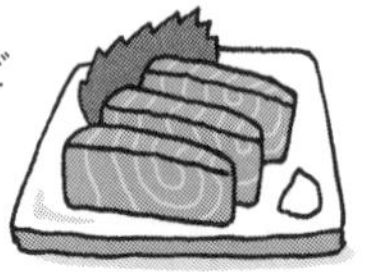

そが人生のご褒美になります。ご褒美がドーパミンの分泌をいっきに高めるのです。

これを75ページのサイクルにして考えます。

達成可能な目標のレベルを少しずつ上げていき、3年後の大きな目標の達成に向けて、1つ1つコマを進めていきます。このときに重要なのが、3年が来る前に、次の目標を決めておくことです。こうするとドーパミンを一度も枯らさないまま、さらに多くのドーパミンを分泌できます。ドーパミンサイクルを大きく育てられるのです。

ドーパミンサイクルのなかで生きていけば、人生をいつもワクワクしながら過ごし、成功のステップを積み重ねていくことができます。

その前提として、食事があります。どんなにキラキラした目標を設定しても、ドーパミンの材料となる栄養がなければ、ドーパミンを分泌させ続けることができません。

一方、栄養が整っていれば、ご褒美というキラキラと輝く目標を持っている限り、ドーパミンを生涯分泌させ続けることができるのです。

脳の欲求は無限大に広がる

脳は、「大好き」と感じることへのチャレンジが、何よりも好きです。

好きだな、すてきだなと感じることは、人生のなかで何度もあるでしょう。

そのなかの1つからまずは目標を持ちます。大好きなことを目標にし、それに向けて楽しんで実行していると、ドーパミンが分泌されます。

ドーパミンが分泌されると、楽しくてワクワクする気持ちが強まります。ワクワクする思いは、自ずとモチベーションを高めます。それが、目標の達成を引き寄せるのです。

1つの目標を達成すれば、なりたい自分に一歩近づきます。それは、最高にうれしいご褒美となるでしょう。

このとき、すかさず次の目標を持つことです。目標は、常に心がワクワクと躍るものであることが大切です。その快感が、ドーパミンを分泌させるのです。

脳の欲求は無限大です。ドーパミンサイクルのなかで生きている限り、脳は快感を感じさせる目標（ご褒美）を次々に与え続けてくれるでしょう。それはつまり、あなたの可能性も無限大だということです。このドーパミンサイクルがあなたを「楽しくてしかたがない人生」へと導いてくれるのです。

目標は人それぞれですから、どんなことでもよいのです。

理想の異性とつきあいたいと目標を持ったなら、すばらしいパートナーとともに幸福感に包まれたキラキラした未来をイメージできます。その実現に向け、まず何から始めるとよいでしょうか。自分を磨き、すてきな人と出会える場所に出かけていくことでしょうか。その第一歩を6カ月後の達成可能な目標にワクワクしながら定めましょう。

受験生ならば、憧れの学校への合格をご褒美に、成績アップや英語検定の合格などを、達成可能な目標にします。ただ、希望校の合格を最終目標にしてしまうと、受験の終了とともにドーパミンの分泌が止まってしまいます。ですから、将来どんな仕事をして、どんな人物になりたいのか、さらに大きな夢をともに抱くことも大事です。

夢はときに変化することもあります。それでよいのです。**大事なのは、自らの人生にワクワクする感情を持っていること。**いつも人生の夢をワクワクと見つめながら一歩先の目標を目指すことで、ドーパミンサイクルを、どんどんと回していくことができるのです。

ドーパミンはコントロールが必要

楽しい気持ち、すなわち「快」の感情をつかさどるドーパミン――。

理想の人生を築くうえで必要不可欠なホルモンですが、弱点もあります。

分泌をコントロールすることが大事なホルモンなのです。コントロールしないと、ときに暴走し、社会性を逸脱してしまうことが起こってきます。

たとえば、ドーパミン型の人は、群れることを好みません。

自分が楽しければ、人がなんといおうとかまわない、というタイプです。周りのことはおかまいなしに、ワクワクする目標に向かってどんどん突き進む力強さを持ちます。

『アリとキリギリス』の童話にたとえるならば、キリギリスタイプ。「楽しい」と思うことが好きで、コツコツ必死に生きたいとは思っていない人です。人生が楽しくてしかたがなく、経済力にも長け、地位も名誉もひとりでに集まってくるのですから、無理にがんばる必要もないのです。

ただ、周囲に目を向けるのが下手なぶん、凍える冬を迎える準備ができません。ドーパミンが出なくなった瞬間、燃えつきて、ときに死にたいくらいの気持ちになってしまうことが起こってしまうのです。

一言でいうならば、**ドーパミン型はオンリーワンタイプです。自分の能力を信じ、世界を切り開いていける非常に魅力的な人物**です。

男性の場合は、いつも刺激を求めていないと満足できない性格から、浮気をする可能性も非常に高くなります。1人だけを愛し続けるのは苦手で、より刺激的な女性を求めます。美しい女性たちにチヤホヤされるのも大好きです。ドーパミン男子にとって、刺激的な出会いと恋をくり返すのはこのうえないご褒美なのです。

刺激を求める性格は、仕事の面でも発揮されます。やりたいと思うことがどんどん変わっていくのです。起業してすばらしい業績をあげても、興味が途絶えたら、パーンと会社を売って、新しいことを始めたりします。そうやって、次々に興味のあることを見つけ、成功を収めていくのも、ドーパミン男子に多い特徴です。

つまり、浮気はするけれども、すごくモテるし、チャレンジ精神も旺盛に誰もがうらやむほどの人生を築くのが、ドーパミン男子です。

一方、ドーパミン女子も、刺激を求めて人生を謳歌するタイプです。成功のしかたや生き方の本質は、ドーパミン男子と同じです。

ただ、女子力が低いのが難点となります。ドーパミンは男性ホルモンと併走しやすいため、男っぽくて、化粧っ気もありません。子育てにも興味を持てないタイプです。家庭や育児には喜びを感じられず、社会のなかでの輝きを追い求めます。

ドーパミン男子と共鳴し、とても仲良くなるけれども、友人以上の関係にはなれません。ドーパミン男子は、女子力の高い美しい女性に刺激を感じるため、異性としては見られないのです。

一方、同性にはとてもモテます。生き方がカッコいいので、人が集まってきます。

女性が社会的にも成功し、プライベートでも幸せいっぱいな生活をつかみたいならば、目指すところは女子力の高いドーパミン女子です。

この女子力の高いドーパミン女子は、とても貴重なタイプといえるでしょう。

「つくす」気持ちが幸せホルモンを増やす

私たちは幸せになるために生きるのであり、不幸など１ミリも求めていません。

ドーパミン型で行きたいならば、それをコントロールできる術を身につけることです。

ドーパミンの弱点は、他のホルモンを分泌させることで補うことができます。

大事なのは、セロトニンです。セロトニンは、調整系のホルモンです。暴走しやすいドーパミンをほどよく調整する働きがセロトニンにはあります。

セロトニンは「幸せホルモン」としても働きます。気持ちを安定させ、幸福感を高める作用があります。安定して分泌させ続けることができるのも特徴です。

セロトニンを分泌させるには、「幸せ」と感じる行動を自ら起こすことがいちばんです。行動の内容は、なんでもよいのです。**もっとも分泌しやすいのは、人のために動いたとき**でしょう。人のためにつくしたときに、もっとも分泌されるホルモンだからです。

たとえば、人に優しい言葉をかける、親切にする、ボランティアをする、道に落ちているゴミを拾うなど、なんでもよいのです。つくす相手が、パートナーや子どもなど身近な人ならなおのこと、セロトニンはたくさん分泌されます。人のためになる行動によって、自分の幸福感を高めてくれるホルモンなのです。

「人につくす」。この視点をとり入れたとき、人生は大きく動きます。自分も、周りにいる人も、みんなが幸福感を高めていくからです。

たとえば私は、治療の終わった患者さんがベッドから起き上がる際、必ずそっと手を添えるようにしています。そんな心遣いを見せることで、患者さんはとってもうれしそうな顔をしてくれます。その喜びが伝わり、私も幸せな気持ちになれます。このとき、２人の脳内ではセロトニンが分泌されているのです。

簡単なことでしょう。人生とは、簡単で身近なことから変わっていくものです。そんなすてきな変化をつくってくれるホルモンがセロトニンなのです。

ドーパミン型の人がセロトニンも出せるようになったら、これほど最強の人生はないでしょう。社会的にも成功し、幸せもつかみ、たくさんの喜びが人生のなかに詰め込まれていきます。

ドーパミン型の人は、結婚に適さないのが難点とお話ししました。しかし、セロトニンも分泌できるようになると変わります。パートナーを愛し、子どもとの生活を楽しめる性格に変わっていきます。「大切な人につくしたい」という気持ちが、その分泌によって強くなるからです。

一方、女性がドーパミン男子をコントロールし、結婚生活に適応する性格に変えることもできます。それには、セロトニンの分泌をうながす食べものをとらせるとよいのです。

青背の魚が「幸せホルモン」を増やす

ドーパミンとセロトニンは、競合しないので一緒に増やしていけます。

では、どんなものを食べると、セロトニンの分泌量を増やせるでしょうか。

68ページを見てください。ホルモンの原料になるのは、良質なたんぱく質です。たんぱく質は腸に入ると、「Lｰトリプトファン」というアミノ酸に分解されます。

このアミノ酸は、肉や大豆、米、乳製品に豊富です。ただ、肉や乳製品は動物性食品であるため、飽和脂肪酸を多く含みます。これらをとる場合には少量にしましょう。Lｰトリプトファンの摂取は、豆腐や納豆などの大豆食品を中心に行なっていくことです。

なお、米は白く精製した白米ではなく、玄米が理想です。

次に、Lｰトリプトファンから5ｰHTP（ヒドロキシトリプトファン）がつくられます。このときに必要となるのがビタミンB_3で、「ナイアシン」とも呼ばれています。

ナイアシンは、カツオやマグロ、サバ、アジなどの青背の魚に豊富です。豚や牛のレバー、鶏のささみ肉にも含まれます。タラコやピーナッツにも豊富です。

いちばんよいのは、青背の魚です。**青背の魚は、毎日でも時計回りプレートにのせるよ**

うにするとセロトニンが増え、幸福感の強い性格になれるでしょう。

男性ホルモンは競争心をつかさどる

今、日本社会に生きる人の多くは、テストステロン優位になっています。

テストステロンは、代表的な男性ホルモンです。競争や支配の心をつくり出すホルモンでもあります。

このホルモン優位の人は、いつも誰かと競争しています。身近な人にライバル心を燃やし、一生懸命にがんばるのがこのタイプです。

テストステロン型の人は、個人事業主や会社の雇われ社長、あるいは会社の管理職など、組織のリーダーに向いています。リーダーの素質がとても強く、ライバル会社などを標的にして、社員みんなを鼓舞する力にも長けています。

決まった枠のなかで物事を見るのが得意というのが、このタイプの特徴です。ドーパミン型の人が空から地上を見下ろす鷹のような三次元の世界に生きているとしたら、テストステロン型は二次元の世界で自分の城を築いてナンバーワンになろうと生きています。

童話『アリとキリギリス』でたとえれば、アリタイプ。いつもコツコツとがんばり、寒い冬の到来に備えて一生懸命に働いているのがアリタイプです。

堅実にひたすらにがんばるのがテストステロン型の性格といえるでしょう。

テストステロン型の男性は、結婚生活に適するタイプです。

1人の女性を愛し、守りたいという意識が強いからです。

自分の子どもをとてもかわいがり、できる限りの教育を授けたいとも考えます。

仕事でも誰にも負けたくないと競争心を働かせ、子育てにおいても、わが子には周りの子より優れていてほしいと願っています。

家庭を統率しようとする思いが強いのも、テストステロン男子の特徴でもあります。

人から愛されないのもホルモンのせい

最近は、「1人の女性を守り抜きたい」と考える純粋なテストステロン男子が減ってきました。中性的な男性が多くなってきています。その原因の1つが、テストステロン女子が増えたことにあるのでしょう。

戦後、男女平等の意識が社会的に高まり、女性も男性と肩を並べて生きる時代になりました。いまだ男性社会の名残が強いといっても、幼いころから男女が机を並べ、勉強に運動に競いあう時代を私たちは生きています。そのため、競争心の強い女性が多くなっています。

女性の体内でも、男性ホルモンのテストステロンは分泌されています。その量は、女性ホルモンのエストロゲンよりはるかに多いものです。競争心は、女性の体内でもテストステロンの分泌をうながし、テストステロン優位の性格をつくり出します。

そんな**テストステロン女子は、社会のなかでは「男性に負けたくない」とがんばります**。女性だからという理由で、男性より低い地位に置かれることにがまんがなりません。とても攻撃的な性格になります。

では、家庭のなかではどうでしょうか。

家族を支配しようとします。家族を自分に従わせようとしてしまうのです。

たとえば、育児や家事に自分が忙しく動き回っているとき、夫が何も手伝わず、ゴロゴロしようものならイライラをつのらせます。女性のテストステロン量が多くなると、一緒にいる男性は萎縮し、その分泌量を減らしてしまいます。

子どもには「勉強しなさい」「宿題しなさい」「お手伝いをしなさい」と厳しくいいます。

そんな小言が子どものドーパミンの分泌を止めてしまうことに気づいていないのです。

「勉強しなさい」といわないと、勉強をしてくれないというお母さん方の嘆く声をよく聞きます。でも、私は一度も勉強しなさいと、子どもたちにいったことがありません。**ドーパミンを分泌できるようになれば、子どもは自ら勉強するようになる**のです。

ママ友の間で、わが子の自慢をする人も、テストステロンの強さを表しています。自分の子が周りより上回っていてほしいと思う気持ちこそ、競争心の強い表れです。

一方、離婚する女性も少なくありません。テストステロンが強いがゆえ、仕事を持つ女性は、社会のなかでひたすらにがんばります。そうして高い地位や経済力を身につけると、もっとも身近な男性である夫を不必要と感じてしまうのです。

こうしてテストステロン女子は、人に愛されることもなく、かわいがられることもない性格になります。そんな性格ゆえに、孤独感をつのらせていくことになります。

テストステロンは、男女ともに必要なホルモンです。ただ、こればかりが強すぎてしまうと、成功も幸せもつかめなくなってしまいます。いつも誰かと競争しているのは、精神的にも疲れるし、ストレスもたまるからです。

肉を食べ過ぎるとテストステロンが優位になる

テストステロンは、男性らしさの象徴をつくるホルモンです。

これが精悍な顔立ちや逆三角形の体型、厚い胸板、低い声などをつくり出します。男性の精力を高めるのもテストステロンです。

テストステロンとドーパミンは共鳴しやすく、ドーパミンが強い人はテストステロンも分泌させています。ただ、ドーパミンとテストステロンの優位性が逆転してしまうと、「楽しい」という快の感情より、「負けたくない」という競争心が上回ります。こうなってしまうと、ドーパミン型に到達できなくなります。

男性の場合、理想の性格をつくるホルモンのカクテル具合は、「ドーパミン５＋テストステロン３＋セロトニン２」です。

ドーパミン優位でありつつ、テストステロンとセロトニンもほどよく分泌している、という状態が、社会的にも家庭的にも成功しやすい性格をつくり出します。

ただし、テストステロンは、30歳をピークに徐々に分泌を減らしてしまう性質を持っています。加齢とともに、ジヒドロテストステロンという「悪玉男性ホルモン」に変質しやすくもなります。この悪玉男性ホルモンが増えると、性欲が落ちやすく、身体は太り、頭の毛も薄いという外見がつくられてしまうのです。

では、テストステロンの分泌をほどよく保ったまま、悪玉男性ホルモンに変質させないためにはどうするとよいでしょうか。

テストステロンは、魚介類や大豆食品、青背の魚という良質なたんぱく質を原料にすることは、他のホルモンと同じです。

牛肉などの赤身の肉も原料になりますが、そこに含まれる飽和脂肪酸は血液をドロドロにします。ですから、食べるにしても少量にしておきましょう。

また、アーモンドなどのナッツ類、アボカド、バナナ、タマネギもテストステロンを増やします。

コレステロールもその原料になります。コレステロールは卵、牛肉や豚肉の脂身、レバーなどの内臓系に多く含まれます。

テストステロン優位の性格の人は概して、肉類を頻繁に大量に食べています。肉類は、テストステロンを増やす他の食材に比べて、一度にたくさんの量を食べてしまえるものです。そうした食生活をしている人に、テストステロン型の性格が目立ちます。

ドーパミン優位の性格に変えたいならば、肉の量は減らし、魚介類や大豆食品からのたんぱく質の摂取をメインにすることです。

なお、悪玉男性ホルモンの分泌を増やすのは、甘いものや糖質の多いものです。また睡眠不足やストレスの大きい生活もその原因になります。

一方、**悪玉男性ホルモンの分泌を阻止するのは、亜鉛**です。亜鉛は、貝類のカキ、小麦胚芽、米ぬか、そば粉、アーモンド、ゴマ、高野豆腐、大豆、そら豆、シソ、干しシイタケ、緑茶、干しヒジキなどに含まれます。また、亜鉛には精子をつくる作用もあります。男性はとくに亜鉛を積極的にとることです。

テストステロンは筋肉のなかでもつくられるため、筋力が落ちることでその分泌を低下させ、質の悪い悪玉男性ホルモンを増やす一因になります。ですから、男らしさを枯らさないためには、筋力をアップさせるような運動も必要です。

女の幸せは女性ホルモンがつくる

多くの女性は、男性ホルモンのテストステロンを自分に関係ないものと思っています。

しかし、女性であっても、卵巣や副腎から男性の１割ほどのテストステロンが分泌されています。しかも、テストステロンなどの男性ホルモンから、女性ホルモンのエストロゲンが合成されていることをご存じだったでしょうか。加えて男性ホルモンは、女性の体内で、エストロゲンのなんと10倍以上もの量が分泌されているのです。

これらによって、テストステロン優位の攻撃的な性格になる女性がいます。一方でそうならない女性もいます。この違いはどこにあるのでしょうか。

答えは、エストロゲンが体内でしっかりと作用しているかどうかにあります。

エストロゲンがしっかり働いている女性は、豊満な胸とくびれたウエストを持つ女性らしい体型になります。プルプルで透明感のある肌、サラサラの髪、ぷっくりと厚い唇も、エストロゲン女子の特徴です。ホルモンが、その人の外見もつくるのです。同性がうらやみ、異性が愛する女性像がそこにはあります。

また、**エストロゲン女子の性格の最大の特徴は一途《いちず》であること**。

「あなたのおかげで幸せよ」と、愛する男性につくす気持ちが強いのです。

テストステロン男子は、そんなエストロゲン女子が大好きです。とくに、組織のトップに立つような男性は、エストロゲンのより強い女性を好みます。

ドーパミン男子も、結婚相手に選ぶのはエストロゲン女子です。遊んだり飲みにいったりする際には、刺激的な女性を求めますが、家庭のなかは、ほんわかと優しい女性にいてほしいと思うからです。

一方、テストステロンが優位になると、女性の体内でもエストロゲンが働きにくくなります。男性ホルモンと女性ホルモンは競合するため、一方が強くなると、一方が弱くなってしまうのです。

テストステロン優位の女性は、外見が男性的になります。胸が平らになり、ウエストのくびれがなくなり、目がつり上がってきつい表情になります。肌もオイリーになってくすみ、女性らしい艶やかさが失われます。

性格については前述しましたが、競争心が強く、攻撃的で、孤独感の強い性格になります。女性がテストステロン優位の性格になってしまうと、幸せになる要素がことごとく失われていってしまうのです。

家庭のなかでも、両者の性格の違いは顕著です。

テストステロン女子は、育児や家事に喜びをあまり見いだせず、「なぜ自分ばかりがこんなに大変な思いをしなければいけないのか」といらだちます。そんな家庭環境で育った子どもは、テストステロンの強い、攻撃的な性格になります。また、ストレスホルモンのノルアドレナリンが働きやすく、自分に自信のない子どもが育ちやすくなります。

一方、**エストロゲン女子は、育児や家事を楽しいと感じます。**子育てに適しているのは、当然のことエストロゲン女子で、子どもの成長がうれしくてしかたがないという優しいお母さんになります。いつもニコニコと笑顔で「いいわね」「すごいわね」「上手ね」とほめることが上手なので、精神的に落ち着いて優しい子どもに育ちます。

ただ、エストロゲン女子は、子どもを引っ張っていく力や、自ら勉強して子どもの能力アップにつくそうとする気持ちの弱いところがあります。エストロゲンだけで子育てしてしまうと、その子が大成するかどうかは、その子の資質しだいになってしまいます。

「今のままで幸せ」と思うタイプなので、向上心があまりない性格にもなります。競争心も少なく、社会に出てがむしゃらに働こうという意志も働きません。

エストロゲンが強すぎると、社会的な成功は望まず、家庭のなかにいるのがいちばん幸せ、という性格になるのです。

「かわいい」「すてき」が女性ホルモンを増やす

どのような性格を望むのかは、ホルモンのカクテル具合で決まり、その塩梅《あんばい》は自分で整えられます。

ただ、ドーパミン優位で生きたい人も、テストステロンで生きてしまっている人も、女性はやはり、女性ホルモンをコントロールできるようになることが大事です。

そうすることで、女性の人生はより輝くからです。心も身体も健康になり、魅力も高まって、男女を問わず誰からも愛される女性になれます。社会的にも家庭的にも、大きな幸せを築きやすくなるのです。

女性は、閉経を境にエストロゲンが出にくくなります。閉経後に、見た目も性格も〝オジサン化〟する女性が少なくありません。女性ホルモンが枯れて、テストステロンが優位になってしまうからです。

でも、閉経後の女性でも、それをゼロにせずにすむ方法があります。

女性ホルモンはエストロゲンのほかにもあり、その総量は、一生涯のうちティースプーンでわずか1杯分ほどといわれます。ほんの少ししか出ていなくても、女性らしさのすべてをつくっている強力なホルモンです。ほんの少し出せるようになるだけで、女性が願う幸せの多くが手に入るということです。

それにはまず、良質なたんぱく質をとることです。

とくに、豆腐や納豆などの大豆食品は毎日欠かさず食べましょう。**大豆に含まれるイソフラボンは、女性ホルモンと同じような働きをしてくれる栄養素**です。豆乳を飲んだり、料理に使ったりするのもおすすめです。

また、外見を女性らしく整えることも大事です。**「かわいい」「すてき」という感情や、自分を愛おしく思う気持ちが、女性ホルモンの分泌をうながす**のです。

ですから、家のなかにいても、女性らしく身なりを整えておくことが大事です。鏡にふと映る自分の姿を「かわいい」「すてき」と感じられるようにしておくことです。

それには、朝起きたらメイクをして、髪を整えること。これは、1日自宅で過ごす日でも、やっておきたいことです。部屋着も、自分を美しく見せてくれるものを選びましょう。私は、家のなかでもスウェットなどを着たことがありません。外出時も、パンツスタイルを選ぶことはなく、いつも女性らしいトップスとスカートを身につけています。

こんなことを心がけるだけで、いくつになっても女性ホルモンを枯らさずにすむのです。それによって若々しさと美しさ、誰からも愛される性格を宿すことができるのならば、実践しないことほど、もったいないことはないでしょう。

家のなかには花を飾りましょう。とくにバラがおすすめです。バラの香りには、ゲラニオールという成分が含まれます。この成分が脳を刺激し、女性ホルモンの分泌をうながしてくれます。私も自宅には、バラの花を絶やさないようにしています。

社会的な成功も、家庭的な幸せもどちらも手に入れたいと願うならば、女性の場合、ホ

ルモンのカクテル具合は、「ドーパミン5＋エストロゲン3＋セロトニン2」が理想です。

社会的な成功はいらないので、**専業主婦として家庭の幸せをいちばん大事にしたいという女性は、「エストロゲン5＋セロトニン4＋ドーパミン1」というカクテル具合を目指すとよい**と思います。

ストレスホルモンを出してはいけない

人の性格は4つのホルモンのカクテル具合で決まるというお話をしました。

ここでもう1つ、別の角度から働いてくるホルモンがあります。このホルモンには、とくに気をつけなければいけません。

それがノルアドレナリンです。

ノルアドレナリンはストレスホルモンで、追い込まれたときに大量に分泌されます。これが分泌されるとき、自分では思ってもみないほどの能力が発揮されることがあります。人間、追い込まれると、思いがけない力が出るのは、ノルアドレナリンのおかげです。火事場の馬鹿力のようなパワーが出るのです。

この力は、「やりなさい」と強くうながされたり、やらなければいけないと追い詰められた状況下で、短期集中で発揮されます。

たとえば、大事な試験が3日後に控えているというときなど、過度のストレスがかかった際にノルアドレナリンが大量に分泌されます。

火事場の馬鹿力のような能力が発揮されるため、このホルモンが分泌されると、非常によい成績をとることができます。しかし、追い込まれてすることなので、楽しさはまったくありません。むしろ、過度にストレスを感じているので、イライラしたり、怒りっぽくなったり、精神的に不安定になります。

ドーパミン優位で生きている人も、非常に高い能力を発揮します。ノルアドレナリンが働いたときにも、高い能力を発揮します。しかし、両者は質がまったく異なります。

ドーパミン優位で脳細胞に刺激を与えると、「快」の感情が働いて、シナプスがどんどん増えます。ですから、記憶力も高まり、一度覚えたことは忘れなくなります。

しかし、ノルアドレナリンが働いているとき、脳のなかは「不快」の感情で包まれます。シナプスは増えず、覚えたことはその場で忘れてしまうのです。

この差は人生を左右するほど大きなものです。たとえば大学受験で考えてみましょう。楽しみながら、シナプスをどんどん増やした結果、名門校に合格した学生と、ノルアドレナリンを働かせながら追い込まれて勉強した学生では、入学後に大きな差が出ます。入学後、より高度で専門的な勉強に適応できるのは、前者です。後者は、入学という目的を果たすと疲れきり、何をがんばればよいのかわからなくなるタイプです。

ノルアドレナリンはとくに「やらされている」と感じるときに、分泌されます。**親が子どもに「勉強しなさい」といえば、脳のなかではノルアドレナリンがとたんに分泌され、「勉強はイヤだけれどもやらなければいけないこと」になります。**

生き方を変えるには、くり返しますが食事を変えることです。ドーパミンは食事で高められます。ドーパミンが増えればシナプスも増え、脳の質が高まっていきます。

一方、ノルアドレナリンを増やす食べもの、食べ方もあります。これは避けましょう。

第一には、前述しましたが、血糖値の乱高下を起こす食べ方です。白米、パン、麺類など主食に偏った食事や、主食から食べ始める食事は、ノルアドレナリンを大量に分泌させます。

とくに、丼ものを食べるときには、食べ方に気をつけてください。できれば避けてほしいメニューの1つですが、丼ものが好きな人は多いでしょう。上の具材とご飯からガッツリ食べる方法は、ノルアドレナリンの分泌を増やす食べ方です。

ですから、丼ものを食べるときには、サラダや漬け物も加えて、それらから食べ始めるようにしましょう。次に、丼のなかの野菜を食べ、肉や魚などのたんぱく源を半分食べ、残りの具材と一緒に下のご飯を食べます。

また、メニューを選ぶときにも、丼ものを食べたいならば、肉の丼ものより、海鮮丼を選ぶと、悪玉男性ホルモンを分泌させずにすみます。

間食に、甘いジュースや缶コーヒー、お菓子、アメなどを口にするのも、ノルアドレナリンを分泌させます。

もう1つ、気をつけてほしいことがあります。

ドーパミンはノルアドレナリンに変化しやすい、ということです。ドーパミン型で生きている人が目標を見失うと、燃えつきて気力をすっかり失ってしまうことがあります。それは、ドーパミンがノルアドレナリンに変わってしまうからです。

せっかくのドーパミンをノルアドレナリンに変えてはいけません。これを遠ざけるものこそが、ドーパミンサイクルです。

ドーパミンサイクルを自ら築き、そのなかで生きていくことで、私たちは楽しくてしかたがない、思うがままの人生を謳歌できるようになるのです。

第3章

成功と幸せをつくる脳のコントロール術

根性では成功をつかめない

成功の源を「根性」と考えている人は多いでしょう。

しかし、根性でがんばっていると、ノルアドレナリンを分泌させます。根性では、成功をつかむことができません。

では、成功の源は何でしょうか。答えは「豊かな感情」です。

成功者は、ほぼ例外なく豊かな感情を脳のなかに持っています。

ここも人生を変える重要なポイントです。

努力の源も、豊かな感情にあります。ポジティブな思いはドーパミンを分泌させ、それによって努力は「苦」ではなく、「快」の行動になるのです。

私たちは人それぞれ、持っている目標や夢は異なります。でも、**すべての人が人生に望んでいることはたった2つです。「成功」と「幸せ」。**これだけでしょう。

望んでいることは同じなのに、この2つを手にできる人とできない人がいます。その違いの本質がどこにあるのかをよく考えてください。あなたはどういう方向に感情のベクトルを向けていますか。そこをコントロールできれば、成功と幸せを手に入れることは難しいことではなくなります。

では、感情をコントロールするには、どうしたらよいのでしょうか。

感情は、心が生み出します。私たち人間は、みな心を持っています。

それでは、心とはいったいどこにあるのでしょうか。心を漠然とした存在ととらえると、コントロールすることは困難です。しかし、実体のある臓器と知れば、コントロールすることはたやすくなります。その臓器の動かし方を知ればよいからです。

この臓器こそ、脳です。**私たちの心は脳にある**のです。

「好き」が成功と幸せを支配する

脳のなかでも、感情コントロールの大きな部分を占めているのが、「扁桃体」です。

扁桃体は、右脳と左脳の両方の最奥に１つずつあるアーモンド形の神経細胞の集まりです。ここが感情の判断装置です。では、どんな感情を判断するのでしょうか。

扁桃体は「好き」か「嫌い」かの２つを判断します。この２つだけを判断する装置です。

「好き」と「嫌い」は、感情のなかのたった２つの種類に過ぎません。しかし、この２つこそがすべての感情の源になります。
そして、「好き」と「嫌い」が、成功と幸せを支配します。人間にとっての好きか嫌いかは、動物にとっての好きか嫌いかは、本能です。人間にとっての好きか嫌いかは、動物にいいかえると、「食べるか」「逃げるか」になります。

好きなことは、動物的本能でいえば、食べることです。動物にとって食べることは、生きる糧であり、このうえない喜びです。一方、人間の場合も、好きなことは、大きな喜びを私たちに感じさせます。あらゆる「快」の感情を生み出す源となるのです。

だからこそ、好きなことは楽しく、いくらでもがんばることができます。努力することが楽しく、シナプスも増えるので、能力も自ずと伸びます。

好きな人には、自然と近づきたいと思うし、一緒にいて心地がよく、またすぐに会いたいと感じます。好きな食べものは、また食べたいと思います。

では、「嫌い」の感情が働くとどうなるでしょうか。

「嫌い」を動物的本能でいいかえると、「危険だから逃げろ」となります。回避行動を呼び起こすのです。

「逃げたい」と脳が反応してしまったら、努力が実を結ぶことはありません。たとえば、「嫌い」と思いながら勉強をいくらしても、成果が上がらないのはこのためです。嫌いな

『好き』と『嫌い』の感情が人生を左右する

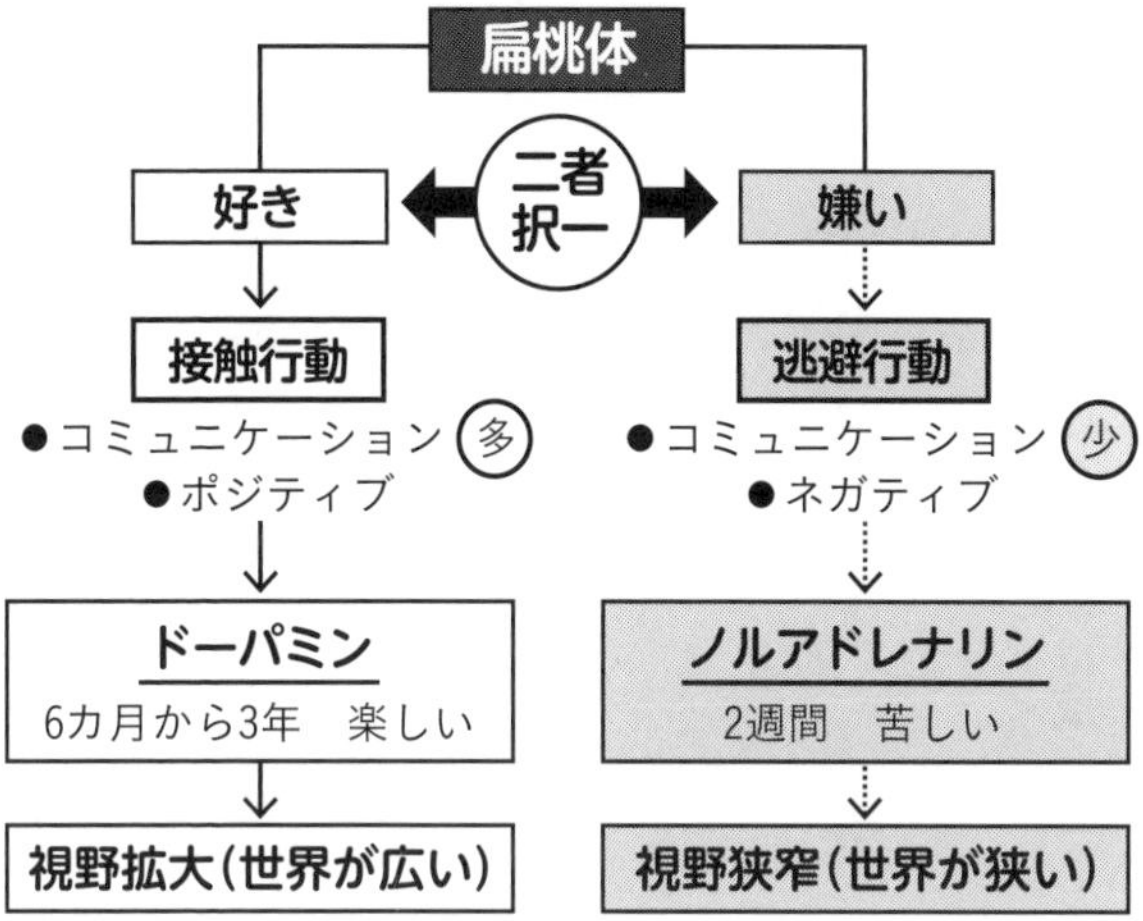

あえて「大嫌い」をつくろう！

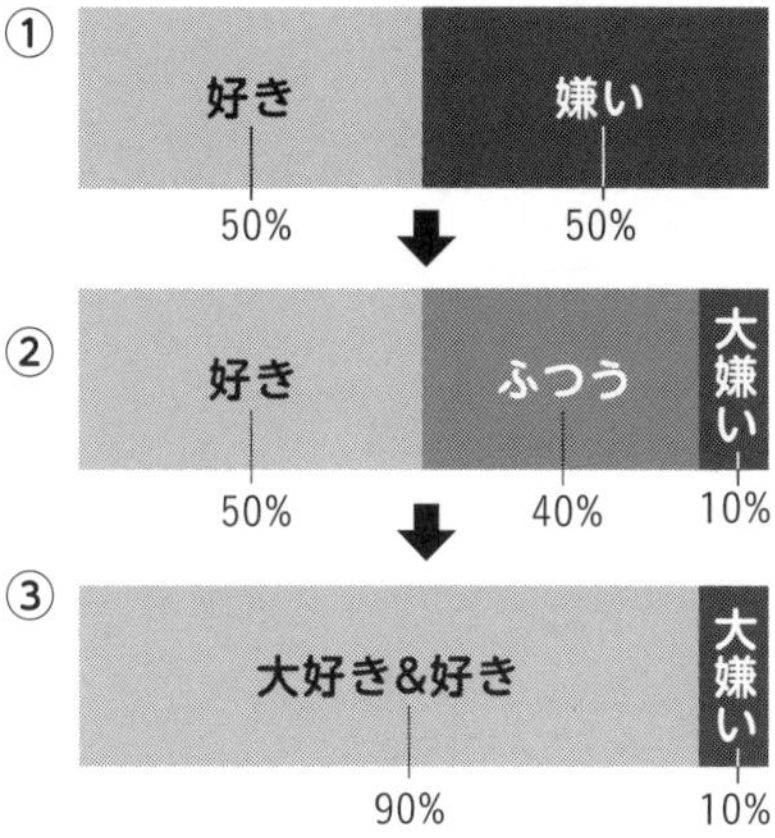

※偏桃体は「好き」「嫌い」、その二者択一の感情を判断する「装置」

※「嫌い」の中からあえて10%の「大嫌い」を意識する。そして残りの40%を「ふつう」とカテゴライズすることで、90%が「好き」と「ふつう」になる。つまり、90%は「嫌い」ではないことになる。

※40%の「ふつう」を「好き」にすることで、90%の「大好き・好き」と10%の「大嫌い」になり、選択肢の幅が大きく広がる。

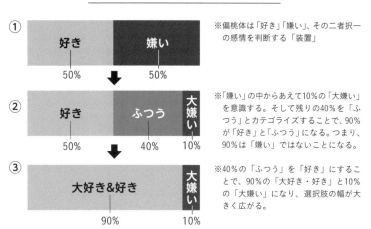

ことは身が入りませんし、嫌いな人からは遠ざかりたいと思います。嫌いな食べものを口に入れたら、吐き出したくなるでしょう。

しかも、「嫌い」という感情は、ノルアドレナリンを分泌させます。それによって、闘争本能が湧き起こります。「嫌い＝戦う相手」となってしまうのです。

すなわち、嫌いの感情は、逃げるか戦うか、どちらかの行動を起こす源になり、よい結果を生み出す原動力には絶対にならないのです。

そしてもう1つ大事なのは、感情量の大きさです。心情の反応が大きければ大きいほど、持続時間が長ければ長いほど感情量は大きくなります。その豊かな感情量が、成功と幸せのおおもとになってくるのです。

「大嫌い」をつくると、人生が楽になる

「好き」と「嫌い」は、同時には成り立ちません。

私たちが何かに接したとき、扁桃体は必ず、この二者択一の選択をしています。

好き嫌いを明確に判断していないとしても、**「なんとなく好き」「なんとなく嫌い」とい**

う判断を、扁桃体は何かに接するたびに瞬時に行なっています。

扁桃体に「嫌い」とただちに判断されてしまうことは、人生において非常にもったいないことです。「嫌い」の部分が大きくなると、人の能力は小さくなります。それから逃げ出してしまうか、ノルアドレナリンを働かせて戦ってしまうからです。

ですから、「嫌い」と感じるものは、限りなく少ないほうがよいのです。

そのためには、どうしたらよいでしょうか。

まず、「なんとなく嫌い」をなくす作業をしましょう。「なんとなく嫌いだから、避ける」というのがいちばんもったいないからです。そのためには、どうしたらよいでしょうか。

「大嫌い」をつくってしまうのです。本当に嫌いなことは「大嫌い」としっかり認識します。大嫌いと感じることに近づく必要はありません。

「大嫌い」を認識できたら、次に、「なんとなく嫌い」と遠ざけていたものを眺めてみます。「大嫌い」と感じるものに比べると、「なんとなく嫌い」と遠ざけていたものは、それほどイヤなことではないと感じるでしょう。

ここで意識を変えます。意識的に、「ふつう」というカテゴリーをつくるのです。そして、「なんとなく嫌い」と感じていたものを、「ふつう」のなかに入れてあげるのです。

「ふつう」と感じるものに近づいていくことに抵抗は感じないでしょう。本来、「ふつう」

とは、扁桃体の判断装置にない選択肢です。でも、ここを意識的に持つことで、人生における選択肢の幅を大きく広げることができるというわけです。

「一度始めたことは最後までやりきる」はダメ

105ページの図では、もともと、「好き」が50パーセント、「嫌い」が50パーセントでした。そこで、10パーセントのものを「大嫌い」の領域に入れ、「嫌い」の残り40パーセントを「ふつう」の領域に入れます。こうすると、「好き」の50パーセントと「ふつう」の40パーセントをたして、90パーセントのものごとが「嫌い」ではなくなります。「嫌い」と感じないものには、逃避本能が働かないので、チャレンジしていく気持ちを持てるようになるのです。

子どもの習い事を例にお話ししてみましょう。

親がやらせたいと思って始めさせた習い事を子どもが「やめたい」といったとします。親はその子の将来に役立つと思うので、どうしてもやらせたいと考えています。ところが、子どもは「イヤだ」といいはります。その場合、どうするとよいのでしょうか。もっとも優れた選択肢は、スッパリとやめさせることです。子どもの本能が「嫌い」というのは、「なぜ？」「どうして？」と理由を問う必要はありません。子どもの本能が「嫌い」といっているのであり、本能に理由づけはできないからです。そうだとするならば、その習い事を「大嫌い」と本人に認識させます。そうして、「大嫌いならば、しかたがないよね」と、理由を問わずにやめさせてあげてください。

次に、もう一度、子どもをよく観察してみましょう。その子が「大好き」「好き」と感じるもののなかから、チャレンジさせてあげることがベストです。でも、子どもによっては、それがわかりにくいことがあります。そうしたときには、「なんとなく好きそう」あるいは「嫌いではなさそう」と感じるものから、将来のために役立つだろうことを選んで、習わせてあげればよいのです。

人は、自分の「大嫌い」がわかると、それ以外は楽しいと思うものです。「ふつう」と感じていたものも、「好き」に変わっていきます。

でも、「嫌い」が中途半端にあると、全体がボケます。「嫌い」もボケるし、「好き」もボケてくるのです。

また、「大嫌い」と認識しているのに、そこから逃げることができないと、今度は新しいことにチャレンジする意欲を持てなくなります。新たなチャレンジが怖くなるのです。

「一度始めたことは、最後までやりきりなさい」

と教育しようとする親がいます。これはよくありません。好きなことは、人は勝手にがんばります。「やめたい」というのは、「嫌い」と認識したからです。それなのに親がそこから逃げさせてくれないと、ほかに楽しいことを見つけても、ノルアドレナリンが働いてしまい、怖くて新たなスタートを切れなくなるのです。

「一度始めたことは、最後までやりきる」

常識的な考え方ですが、実は、人生の選択肢を狭める非常に危険な思考なのです。

カリスマ性とオーラのつくり方

「大好き」「ふつう→好き」「大嫌い」――。

扁桃体でつくり出した、これらの基本的情報は、脳のさまざまな部位に運ばれ、そこでより複雑な感情となります。

そうした感情をどれほど豊かに長く、持ち続けられるでしょうか。それが、その人の「感情量」になります。感情量を多くするには、より強くて深くて熱い感情が必要です。

成功する人みなに備わっているカリスマ性も、感情の豊かさから生まれるものです。

感情の豊かな人は、言葉や表情に情熱がこもります。言葉や表情には、自ずとその人の感情量が映し出されるからです。情熱を感じさせる言葉や表情は、人の心をとらえます。人をひきつけ、そして、人に慕われるのです。

つまり、**カリスマ性とは特別な人にだけ備わった魅力ではない**、ということです。豊かな感情を持つことができれば、誰でも持つことのできる魅力なのです。

オーラも同じです。カリスマ性のある人は、「あの人のオーラはすごい」といわれたりしますが、オーラも、医学的な実体のあるものとして説明できます。

脳内の感情が豊かで、扁桃体と密に結びつくと、ドーパミンが大量に放出されます。ドーパミンには、目力《めぢから》を強くし、キラキラと輝かせる作用があります。その目の輝きが、見る人にオーラを感じさせるのです。

カリスマ性やオーラは、ドーパミンサイクルのなかに入ったときに自ずと備わってきます。同時に、さらに力のあるホルモンが分泌されることになります。多幸感をつくり出すエンドルフィンと、ときめく気持ちをつくり出すフェニルエチルアミンです。

ドーパミンの分泌が、豊かな感情をつくり出すこれらのホルモンを呼び起こすのです。こうなると、成功と幸せが自分自身のなかで実感として力強くこみ上げてくるでしょう。

成功と幸せ、カリスマ性とオーラなどは、多くの人が不確かで得難いものと思っています。しかし、いずれも医学的にも解説のできる確かなものです。

このメカニズムを理解し、手順どおりに実行していけば、すべての人が成功者になれるのです。

言葉が脳に与える影響は大きい

ドーパミンサイクルのつくり方については、第2章でお話ししました。

その糧となるものこそ食事です。十分なエネルギーが新たなチャレンジの原動力になり、整った栄養素がドーパミンの材料になります。

そしてもう1つ、大事な糧があります。それは言葉です。

ドーパミンを永遠に出し続けていくためには、言葉の力も重要です。

扁桃体が「嫌い」と判断する情報の多い人は、ネガティブな感情にとらわれやすくなっています。ネガティブな感情は、ふと表に出る言葉もネガティブにします。

たとえば、時計回りプレートを実践すると、数日のうちに心と身体によい変化を感じることになります。しかし、やめればまもなくもとの状態に戻ります。

人間には、「慣れの現象」があります。体調の悪さを積み重ねて長い年月を過ごしてしまうと、「年だからしかたがない」「昔からこんなもんだ」「もういいや」と、悪い状態に慣れて、それを当たり前と脳が思い込むようになります。

でも、時計回りプレートを実践すると、調子のよい自分に喜びを感じます。脳において、喜びの感情は強力です。不快の感情より、快の感情を脳は欲するのです。

その快の感情に呼び覚まされ、「時計回りプレートを続けたい」と自然と思うようになるはずです。では、その理由をあなたならば、どう表現するでしょうか。

「もとに戻るのは、怖いから」でしょうか。

それとも、「もっとすばらしい自分になりたいから」?

どちらも、「時計回りプレートを続けていこう」と思っているのは同じです。でも、前者はノルアドレナリンが、後者はドーパミンが強く働いているときに出る言葉です。

自分が発する言葉は、脳にダイレクトに響き、とても強く反応します。**ネガティブな言葉を使えば、ノルアドレナリンをさらに分泌させます。ポジティブな言葉を使えば、ドーパミンをもっと分泌させられます。**同じ意味のことをいっているのだとしても、どのような言葉を使うかによって、脳に与える影響はまったく違ってくるのです。

たとえば、成功した人物の名言に強く感銘を受けることは、よくあることです。しかし実は、**他人の名言より、自分が日常的に使っている言葉のほうが、脳に与える影響力は強い**ものです。つまり、ドーパミンを分泌させ、ポジティブな思考を築くには、他者の名言よりも、ふだん自分がどのような言葉を発するかのほうが、よほど重要だということです。

言葉を変えるのは簡単です。意識を変えるだけでよいからです。

ポジティブな言葉をくり返し使えば、脳はダイレクトに反応します。

とくにほめ言葉は、脳にとって最高の報酬です。ドーパミンは報酬を得ることで分泌されます。人からほめられるのも大事です。自分で自分をほめることも同じくらい大事です。人をほめることも、脳によい影響をもたらします。

ですから、ふだんから心の底からポジティブな言葉をたくさん使っていきましょう。そのとき**大事なのは、表面的な言葉ではなく、根拠を持って具体的な言葉でほめること**です。

「えらい」「すごい」「すばらしい」「すてき」「かわいい」「かっこいい」と一言でほめてしまえば挨拶のようにしか聞こえない言葉も、何をすばらしいと感じたのか、その理由まで言葉にすれば、相手の脳にも、自分の脳にもダイレクトに響きます。

たとえば、「この前までできなかったのに、今ではこんなに上手にできるようになって、すごいね」と努力の過程をほめる、「ここがこうだから、すごいと思う」と何がすごいのかを具体的に伝える、という感じです。

この伝える力も、栄養が整い、脳に十分なエネルギーを供給できるようになることで高まってくるでしょう。

朝食が人生をコントロールするスイッチに

私たちの脳は、生物の進化とともに発達してきました。

脳は、大きく3つの部分に分けられます。

脳の中心、もっとも奥に位置するのが「原始脳」であり、「爬虫類脳」とも呼ばれています。魚類や爬虫類も持っている脳で、脳発生の初期にできた部位とも説明できます。その爬虫類脳を覆う形で存在するのが「高次脳」で、この部位は「哺乳類脳」とも呼べます。ここは哺乳類の進化とともに発達した部位です。そして、哺乳類脳を覆う、脳のもっとも大きな部分が「理性脳」で、「人間脳」ともいわれます。

爬虫類脳は、本能をつかさどる部分です。ここは生命のコントロールセンターです。生きていくために不可欠な能力をつかさどります。

その一部に、「視床下部」と呼ばれる部分があります。**視床下部は、ホルモンの分泌を調整する司令塔**です。また、自律神経の働きをコントロールする脳でもあります。

自律神経とは、主に体内環境を整えるために、24時間動き続ける神経です。具体的には、呼吸や心臓の動き、体温、血圧、発汗、消化、排泄などをコントロールしています。

自律神経には、交感神経と副交感神経があります。

交感神経は、活動時や昼間に活発に働く神経です。車でいえば、アクセルの働きです。副交感神経は、休息時や夜間に働く神経です。車の機能でいえば、ブレーキです。

正反対の動きを見せる神経ですが、両者はバランスをとって体内環境を整えています。この**自律神経のコントロールも、人生の成功と幸せをつかむために必要**です。

爬虫類脳は、もっとも本能的な部分であり、現状の維持を望みます。爬虫類などの原始的な動物にとって、変化は恐怖心を生みます。この変化を嫌う性質は、人間のなかの爬虫類脳でも生きていて、絶対に変えられない部分ともいえるでしょう。

自律神経でいえば、昼間は交感神経が優位になり、夜間は副交感神経が優位になるのは、変えてはいけない働きです。両者の切り替えがうまくいかなくなると、体調が悪くなり、さまざまな不快症状が出てくることになるからです。気持ちも落ち込み、ノルアドレナリンが分泌されやすくなるのです。

『爬虫類脳』と『哺乳類脳』と『人間脳』

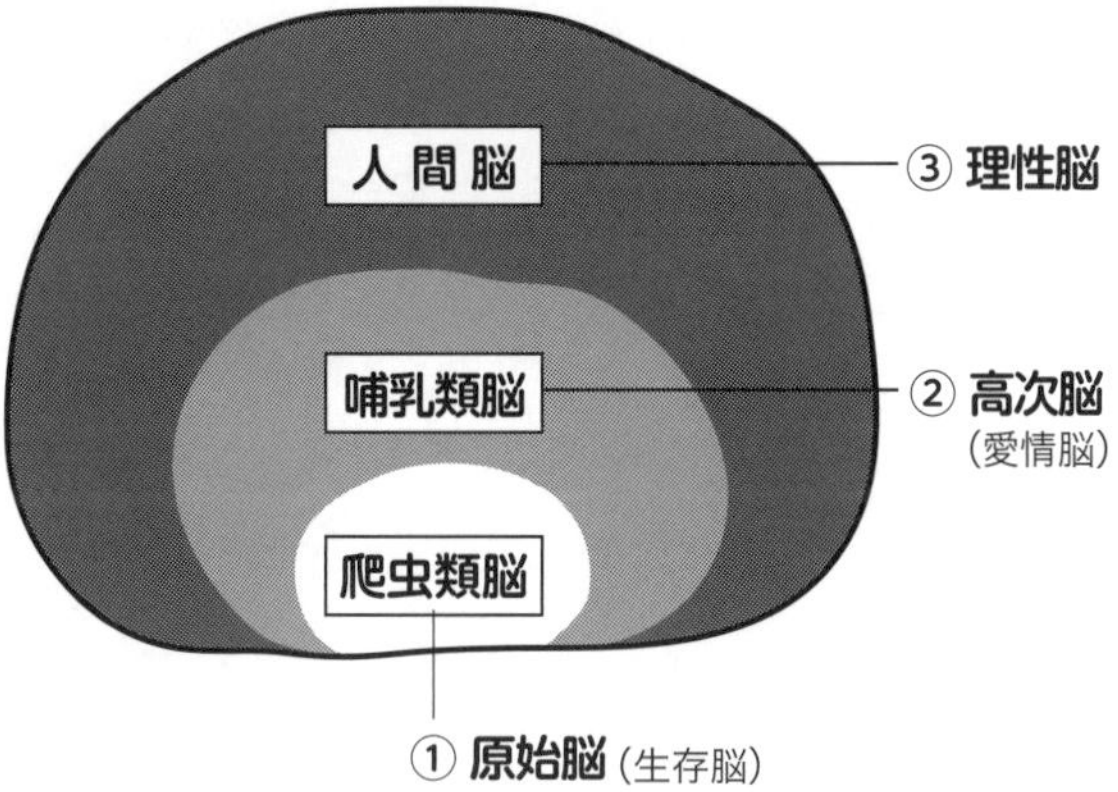

① 原始脳 ← 爬虫類 ← 本能・生命 ← 視床下部

② 高次脳 ← 哺乳類 ← **「好き」**（ドーパミン↑↑） **「嫌い」**（ノルアドレナリン↑↑） ← 扁桃体・感情装置

③ 理性脳 ← 思考・抑制

- 人生をコントロールできるのは、「人間脳」を持つ人間だけ。
- 犬や猫などの哺乳類は、人生をコントロールしようと考える脳を持たない。
- 成功と幸せのためには、「人間脳」をいかにきちんと働かせるかが重要なカギとなる。

成功と幸せのある人生を築くには、ノルアドレナリンの分泌はできる限り避けなければいけません。そのためには、自律神経のバランスを整えることが重要なのです。

自律神経のバランスを整えるには、朝食を大事にすることです。

夜間に優位になっていた副交感神経から、活動モードになる交感神経へと切り替えるのは、視床下部にとって大変な作業です。そのため、朝は自律神経の働きが乱れやすくなっています。その乱れを整える働きが朝食にはあります。朝食をとることが、自律神経を切り替えるスイッチの役割をはたしてくれるのです。

「時間がなくて、朝は食べられない」という人がいます。

しかし実際には、時間がなくて朝食をとれないのではなく、朝起きられないから食べる時間を持てないのでしょう。朝起きられない理由は、エネルギー不足です。

朝食抜きの人は、午前中やる気がなかなか湧かないものです。自律神経の切り替えがうまくいっていないために、エネルギッシュに活動する意欲が湧かないのです。

まずは1日、時計回りプレートの朝食をとってみてください。とくに、**鉄分の多い食材を1～2品入れましょう**。それによって、エネルギーの産生量を大きく増やせます。

エネルギーが増えれば、午前中の気力が違ってきます。仕事や勉強、家事が楽しく感じられ、効率が全然違ってくることでしょう。

その快の感情を実感してください。その快感が「明日もやりたい！」と思う原動力になってくれるのです。

自律神経を自力で整える方法

自律神経とホルモンの働きは連動しています。どちらも視床下部でコントロールされているからです。

活動時に優位になる交感神経は、本能でいうと戦いに応じた神経です。

一方、休息時に優位になる副交感神経は、本能でいうとリラックスに適した神経です。よって、副交感神経が優位になると、のんびりゆったりとした気持ちがつくられます。

車がアクセルとブレーキを同時に踏むと壊れてしまうように、交感神経と副交感神経は同時に動かすことはできません。

また、交感神経が一度優位になると、その後2時間は副交感神経が働きません。たとえばコンサートへ行って興奮すると、終了時間が夜中だったとしても、2時間は興奮状態が続き、寝たくても眠くなりません。人は副交感神経が働いてこそ眠れるのに、これが優位にならないからです。

このように、自律神経は本人の意識とは関係なく働く神経です。ただし、方法によっては自分の意志で切り替えることができます。そして、この切り替えをコントロールできるようになると、出したいホルモンを出せるようにもなります。

第一には、深呼吸です。

交感神経から副交感神経に切り替えたいときには、次の方法で深呼吸をしてください。方法は簡単です。**3秒鼻で息を吸い、6秒口から吐く。これをくり返すだけ**です。

職場では、私たちは戦闘体制で働き、交感神経が優位になっています。戦闘状態のまま家に帰れば、家庭の空気感を悪くしかねません。家とは家族みんながくつろぐ場所であり、副交感神経優位になってこそ、ゆったりと落ち着いた雰囲気をつくり出せるからです。

通常、交感神経から副交感神経への切り替えは2時間かかります。でも、この深呼吸をくり返せば、短時間で切り替えることができます。駅から自宅のドアを開けるまで、歩いている間に深呼吸をくり返すだけでもよいのです。すると、セロトニンやエストロゲンの分泌がうながされ、家族と同じ波長に整えたうえで家に入ることができます。

仕事での疲れも忘れ、家族に優しくつくす気持ちも湧いてきます。家族との幸せな時間は、そうして意識してつくっていくものだと私は考えています。

また、**笑顔も交感神経から副交感神経へ切り替えるスイッチ**になってくれます。笑うことで、人は深くリラックスできるからです。

一方、副交感神経から交感神経への切り替えは、朝に行なうことです。自律神経にとって、休息モードから活動モードに切り替えることのほうが難しく、それが行なわれる早朝は、自律神経の働きが乱れやすいのです。

そのスイッチになってくれるものの１つが、朝食です。何度もくり返していますが、１日３食のなかでもっとも重視すべきは朝食です。**朝食が自律神経のスイッチになり、活動のホルモンの分泌をうながしてくれる**からです。

朝のスイッチには、もう１つ大事なものがあります。それは、朝日を浴びることです。**朝起きたら、意識して朝日を全身に浴びましょう。**それだけのことで、セロトニンの働きを活性化させることができるのです。

以上の４つの方法を実践していると、自律神経のトータルバランスがよくなっていきます。自律神経の乱れが整い、交感神経と副交感神経の働きが拮抗しながら向上するのです。

記憶力は死ぬまで成長する

「高次脳」は、哺乳類のレベルの脳のことです。

扁桃体は、哺乳類脳に属します。好きか嫌いかを判断し、好きと判断したものには近づいていきます。扁桃体のこの働きも、生命を守るための本能の1つです。

爬虫類脳と哺乳類脳の違いは、愛があるかどうかです。**哺乳類だけが、オキシトシンという愛情ホルモンを持っています。**

一方、爬虫類脳には、愛がありません。オキシトシンを持たないからです。わが子を愛おしむ気持ちもなく、子が敵に食べられてしまったとしても悲しむことはありません。

哺乳類脳になると、オキシトシンが分泌され、愛が発生します。子育てをし、敵から子どもを守るために一生懸命になります。つまり、ここで感情が入ってくるのです。

「海馬」や「松果体」と呼ばれる脳も、哺乳類脳に属します。本能的な感覚は、扁桃体、海馬、松果体の3つでコントロールされています。

海馬は、右脳と左脳のもっとも奥の部分に1つずつ、扁桃体と隣りあう場所に存在しています。松果体は、右脳と左脳の間に位置する小さな器官です。その大きさは、1センチにも満たないほどです。扁桃体、海馬、松果体は、いずれも小さな器官ながら、本能という人間の絶対的な部分をつかさどっているのです。

このうち、海馬は経験を記憶する装置です

記憶は、「視覚」「聴覚」「触覚」「味覚」「嗅覚」という五感を通して行なわれます。五感を通して何かを経験したとき、そのすべてが脳に記憶されます。これまで生きてきたなかで経験したあらゆる物事の記憶が海馬にしまわれるのです。

その情報量は膨大で、整理が必要になります。整理の区分は、「忘れてはいけない大事なもの」「覚えておきたいもの」「必要なときに思い出せればよいもの」「忘れてもよいもの」などです。

このカテゴリー分けは、どのように行なわれるのでしょうか。重要になるのが感情です。

感情の記憶は、扁桃体がつかさどります。感情は短期記憶で、30秒から1分ほどしか持ちません。人の感情はめまぐるしく変わり、忘れていきます。ただ、とてもうれしかったり、楽しかったり、イヤだったり、悲しかったりなど、強烈な印象は覚えています。

この感情が大きく動いたときほど、経験も強く記憶されます。そのときの情景が鮮明に浮かぶものほど、強く記憶されるのです。

このように、記憶は感情と深く結びつきます。感情との結びつきが薄かった記憶は、ふだんは忘れていてよいものとして、潜在意識のなかにしまわれることになります。

一方、感情が豊かに働いたとき、脳に強く残そうとする引き出しがつくられます。引き出しをたくさんつくれる人ほど、記憶力が高く、頭のよい資質を備えられるのです。

具体的には、**勉強したり仕事をしたりする際、「楽しい」「おもしろい」と感情を豊かに動かしながら行なうことができれば、深く記憶に刻まれる**ということです。ドーパミンを働かせ、好奇心や探求心をもってものごとを眺めると、扁桃体に「好き」のスイッチが入り、感情が大きく動きます。これによってドーパミンがシナプスをどんどん増やし、記憶の引き出しがたくさんつくり出されます。これが頭のよさになってくるのです。

脳細胞は、20歳を過ぎると1秒に1個ずつ死んでいくことはお話ししました。ただ、記憶をつかさどる海馬だけは、勉強したり、何かを見たり読んだり書いたりなどを続けていくことで、成長を続けていくことができるのです。これを活用しない手はありません。記憶力という才能は、死ぬまで成長するのです。

「忘れ物」も栄養不足が原因

一度傷つくともとに戻らないのも、海馬の性質です。海馬は、脳のもっとも奥にあって、血流が届きにくい場所に位置します。栄養がもっとも届きにくい場所にあるのです。

物忘れも、栄養不足によって起こってくる現象です。

人の名前を思い出せない、大事なスケジュールを忘れてドタキャンしてしまった、仕事の資料を忘れて出勤してしまったなどは、みな栄養不足によるものです。

ですから、**「なんで自分はこんなに忘れっぽいんだ」と自分を責める必要はありません。「栄養不足が問題なのだから、栄養をきちんととろう」と考えましょう。**

子どもの忘れ物を怒る教師や親御さんもいますが、これは絶対にやってはいけません。なぜなら、忘れ物をするのは、その子が悪いわけではないからです。海馬に必要な栄養が十分に届いていないことが、本当の理由です。お母さんのつくる食事に問題があるのです。

それなのに、「なぜ、忘れ物をするの！」と怒り、万が一でも「できない子」とあつかってしまったら、その子の脳をノルアドレナリンでいっぱいにさせてしまいます。

わが子の将来を思うのならば、やり方を間違えてはいけません。怒るのではなく、海馬に必要な栄養素をしっかりと含む食事をつくってあげましょう。食事を整え、ドーパミンを分泌できるようにさえすれば、子どもを叱る理由などなくなっていくものです。

最近は、できあいのお弁当やお惣菜などで食事をすませるお母さんも多くなっています。

手を抜くところを間違えると、結局のところ、子どもの能力を高めてあげることもできず、子どもの意欲が低下し、お母さん自身も大変な思いをし続けることになるのです。

うま味成分が記憶力を高める

海馬の働きをよくする栄養素があります。

それは、「グルタミン酸」です。グルタミン酸は、「海馬神経伝達物質」として脳のなかで働きます。グルタミン酸は、うま味成分の1つです。昆布などの海藻、シイタケ、イワシ、白菜、トマトなどに多く含まれます。これらの食材を時計回りプレートに積極的に加えましょう。

また、生活のなかから海馬の働きをよくしていくこともできます。

第一に必要なのは、刺激的な環境です。田舎よりは都会のほうが、刺激が大きいですし、家のなかで過ごすよりも、街に出かけていったほうが刺激を多く受けられます。

社会に出て、積極的に人とかかわることも大事です。異性と接し、会話することも海馬に強い刺激を与えます。硬いものをしっかり噛んで食べる、適度に身体を動かす、軽いダイエットにとりくむことなども、海馬の働きの向上に役立ちます。

睡眠の質も時計回りプレートで向上する

高次脳の1つである「松果体」は睡眠の装置です。

人は眠ることによって、記憶を定着させます。徹夜をして仕事をこなす人も多いと思いますが、不眠は仕事の効率を落とします。記憶が定着されないため、がんばった労力に対し、身につくものが少ないのです。試験前の一夜漬けなども、よい方法ではありません。記憶に残すには、しっかりと眠ることが必要です。

松果体が睡眠の装置となるのは、メラトニンを分泌させるからです。

メラトニンは、質のよい睡眠をつくるためのホルモンです。このホルモンは、幸せホルモンであるセロトニンを原料につくられます。

セロトニンは、目覚めのホルモンでもあります。朝に陽の光を浴びることで、セロトニンが脳内で分泌され、活動体制に入ります。朝日をしっかり浴びたかどうかで、セロトニンの分泌量も違ってきます。

そして夜が近づいてくると、朝につくられたセロトニンをもとに、松果体でメラトニンが生成されていきます。このホルモンの分泌量がピークに達したとき、良質な睡眠がもたらされます。熟睡するためには、メラトニンの分泌量を多くすることです。そのためには、原料となるセロトニンが必要なのです。

近年、うつ病になる人が多くなりました。うつ病を薬で治そうとする人たちがいますが、この病気も食事を変えればよくなります。私の栄養外来に来られる患者さんはみなさん、食事を変えるだけで、3日から1週間で日常の生活に戻れるようになります。

うつ病の原因は、セロトニンの分泌量が減ってしまうことです。これが減ることで、幸福感は得られず、心のバランスも調整できなくなります。記憶力も低下します。

また、うつ病の前には必ず不眠があります。セロトニンの分泌が少ない状態が続き、メラトニンもつくれなくなっているのです。睡眠が乱れれば、脳が疲弊し、ますますセロトニンを分泌できなくなる、という悪循環に陥るのです。

そこで、うつ病になると、脳内のセロトニン量を多くする薬が分泌されます。薬を飲んでいる間は、ほんの少し気分がよくなります。ただ、仕事をする意欲や、生きる意欲を高めることまではできません。しかも、薬に慣れてきてしまうと、それまでの量では、効果を実感できなくなり、薬の量を増やしたり、種類を増やしたりするようになります。そうやって薬だけでなんとかしようとしていると、脳は自力でセロトニンを分泌できなくなり、どんどんつらい人生になっていってしまうのです。

良質な睡眠を得るためにも、うつ病を改善するためにも、必要なのは食事です。食事に目を向けてください。

第一には、セロトニンの分泌をうながすことです。大切なのはたんぱく質です。**豆腐や納豆を毎日食べ、新鮮な魚を毎食とり、豆乳を飲むという生活を続けていれば、うつ病はよくなります。**それでも改善しない場合には、私は栄養外来で、アミノ酸の注射をします。こうすると、必要なアミノ酸が100パーセント血液から運ばれるので、短期間のうちにうつ病がよくなっていきます。

セロトニンの分泌量が増えれば、メラトニンの分泌量も増えます。それによって、非常に良質な睡眠を得られるようになるでしょう。

また、メラトニンの働きをよくするためには、松果体の材料となる栄養素をとることも大事です。松果体の主な成分はケイ素です。ワカメやワカメの茎、昆布、アサリ、大豆、バナナ、レーズンなどに含まれます。

熟睡できない、夜間に目が覚める、寝つきが悪いなど、睡眠の問題を感じている人は、良質なたんぱく質をとって、ケイ素を多く含む食材を時計回りプレートに意識してとり入れましょう。

夜間、毎晩のようにトイレで目が覚めていたのに、時計回りプレートを実践して以降、朝まで目覚めなくなり、熟睡感を得られるようになったという人は大勢います。

人間脳をおおいに働かせよう

人間脳は、より人間らしい行動や思考を生み出す脳で、「大脳新皮質」と呼ばれる部分を指します。理論的に考え、本能を抑える理性の脳でもあります。

たとえば、哺乳類脳の場合、目の前においしそうな食べものがあれば、ためらうことなくガブッと食いつきます。もし、自分の命が生きるか死ぬかの瀬戸際に置かれれば、子どもを食べてでも生き残ろうとするでしょう。「爬虫類脳＋哺乳類脳」は、自分の命を守ることをもっとも優先します。

一方、人間脳になると、目の前においしそうなものがあっても、それを食べてよいのかどうかをまず考えます。大好きな人に食べさせたいから自分はがまんしようと抑止することもあります。

脳の働きの強さでいえば、本能をつかさどる部分が圧倒的です。ですから、いちばん強いのは爬虫類脳（原始脳）、次が哺乳類脳（高次脳）、最後が人間脳（理性脳）ということになります。

私たちは人間ですから、より高度な思考と高い能力を働かせるには、人間脳を優位にしたほうがよいことになります。しかし、「爬虫類脳＋哺乳類脳」の力はとても強いのです。生きていくための脳ですから、これは当然です。

人間脳を優位にすることができたなら、すばらしく高度な能力を発揮できるようになるでしょう。

反対に、原始脳が優位になっている間は、成功や幸せは遠ざかります。ネガティブな思考に支配されるからです。本能は変化を嫌うため、現状の維持を何よりも求めます。自然界では、命の危険を犯して新たなチャレンジをするよりも、今の場所にいたほうが安心なのです。

こうした本能が根底にあるため、原始脳が優位になると、「今はやりたくない。やめてしまえ」という考えが、何事においても生まれやすくなります。

けれど、**変化を楽しめるメンタルがあってこそ、人生を切り開くチャレンジができる**のです。新たなチャレンジがあってこそ、成功と幸せもあるのです。

では、どうすれば原始脳に打ち勝つことができるのでしょうか。

爬虫類脳は絶対に変えられない部分です。一方、感情で動く哺乳類脳は、感情でコントロールできます。ポジティブで豊かな感情を働かせられるのは、高度な人間脳を持った人間だけの特権です。そんな豊かな感情が働いたとき、哺乳類脳を人間脳にグッと引き寄せることができるのです。

こうなると、哺乳類脳と人間脳をセットにして動かせるようになります。そのために必要なことは何でしょうか。

それこそ、扁桃体の「好き」のスイッチを入れることなのです。

そんな「好き」のスイッチを強力に入れてくれるのが、ドーパミンです。

ドーパミンがたくさん出る食べものをとって、ドーパミンサイクルを築くことができれば、哺乳類脳を人間脳に引き寄せ、より高い能力で大きな成功と幸せをつかむことができるでしょう。

成功と幸せを手にするのは簡単です。**栄養が整った食事さえあれば、成功と幸せは万人に約束されている**のです。

第４章

さあ、「時計回りプレート」食事法を始めよう！

「時計回りプレート」で人生を変える

本章では「時計回りプレート」の実践方法について、具体的にお話ししていきます。

この食事療法を実践すると、いろいろなことがよい方向へと変わります。

太っている人はやせ、肌の老化が進んでいる人は若々しさをとり戻します。

髪の艶もよくなり、白髪も減るでしょう。男性の場合、男性ホルモンの状態がよくなるので、薄毛の改善にも役立つと思います。

うつ病などの心の病気にもよい結果を生みます。

うつ病に悩む人は多いですが、ほとんどは栄養不足が原因です。

朝起きられないのも、やる気が湧かないのも、疲労感が強いのも、必要な栄養素がたりないために起こってくる症状です。時計回りプレートを実践すれば、状態はまもなく改善してくるでしょう。それによって、すべての薬をやめられた人は大勢います。

不妊症にも効果的です。女性不妊だけでなく、男性不妊にも効果を期待できます。

栄養を整えることで、子宮や卵巣、精巣の状態は改善します。卵子や精子の成長もよくなり、活動的になります。不妊に悩むカップルは、食事を真っ先に見直すことです。

人は、たった1つの卵子と精子からつくられます。卵子と精子のなかには、その子の能力や健康の礎になる遺伝子が詰め込まれています。遺伝子をつくるのはたんぱく質です。その形成には、食事から得た栄養素が使われます。栄養の整った両親から生まれた子は幸せです。すばらしい遺伝子を親からゆずり受けることができるからです。その遺伝子を分裂させながら一生を生きていくことができるのです。

たとえ親が栄養についてきちんと考えていない人だったとしても、未来は自分で変えられます。遺伝子の状態は、日々の食事によって変化するものだからです。今日から食事を整えていけば、潜在意識に眠るすばらしい能力を自ら引き出していくことができるでしょう。

ある男性の話です。彼は、「もう何もかもイヤになった」と私にこぼしました。事業がうまくいかないというのです。ストレスで心身が疲弊し、暗い表情をしていました。

仕事で能力を発揮できないのも、問題の根本には栄養が不足していることがあります。食事が悪いのです。能力不足でも、努力不足でもなく、栄養が整っていないのです。

その男性に、私は食事の正しい整え方を伝えました。外食が多いというので、外食時のメニューの選び方と食べる順番もお話ししました。

たったそれだけのことです。それだけのことで、男性は変わりました。

1億円の商談がとれたと報告に来たのです。男性の話す言葉にはネガティブさが消え、

「一流の男」という自信がみなぎっていました。

栄養のとり方を変えれば、体内環境が変わり、心身の健康が増進されます。それを契機に生活が変わり、思考が変わり、性格が変わり、能力が変わり、人生が変わっていくのです。

なぜ、こんなにすばらしく、大切なことを、多くの人は実践しないのでしょうか。栄養の重要性に気づいていないからです。気づいたのなら、実践しない理由はどこにもありません。

やるか、やらないか——。その選択で、人生はまったく違うものになってくるのです。

食事で家族を幸せにできる

この本を読んでいるあなたが妻や母親などの立場にある女性ならば、時計回りプレートを実践することで、家族の人生を変えていくこともできます。

それは、自分が主となり、家族の人生をコントロールしていくことを意味します。

私もその実践者です。

結婚前、夫はたくさんの後輩を連れて毎晩飲み歩くような豪快な人でした。でも、私と結婚し、毎日、栄養の整った食事をするようになると、「家にいるときが、いちばん落ち着く」と飲み歩くことはなくなりました。

「後輩たちも喜ぶし、たまには以前のように飲みに出かけたら？」といっても、「家族といる時間のほうが大切」といいます。いつもニコニコと温和で家族に優しく、社会的にも成功していて、大学生の娘たちも父親が大好きです。

夫はもともと、「楽しい！」という感情をつかさどるドーパミンがずば抜けて多い性格をしていました。ドーパミン優位の人は、社会的に成功しやすい資質を持っています。ただ、欠点もあります。常に新しい刺激を欲するため、同じところに居続けるのが苦手で、結婚しても家庭をかえりみなくなります。健康に目を向けて食事をするのも苦手です。

夫には健康で長生きしてほしいし、幸福感で満たされていてほしい。娘たちのためにもよき父親でもあってほしい。それは夫にとっても、幸せなことです。そこで私は、ドーパミン優位の性格はそのままに、幸福感をつかさどるホルモンのセロトニンの分泌量が多くなるよう、食事を整えていきました。

「由美先生のご主人は、いつも優しくて家族思いなのに男らしくて、私もそんな人と出会いたい。本当にうらやましい」

たびたびほめられます。食事づくりにおいて、私は手を抜いたことがありません。そうやって、理想の夫でいてくれるよう、栄養の整った食事をつくり続けてきたのです。

2人の娘たちも、人生を楽しんでいます。

大学は異なりますが、2人とも医学部にトップの成績で現役入学しました。だからといって、必死に机にかじりつくような猛勉強はしていません。勉強がつらいといったこともありません。知識を蓄え、知らないことを知っていくことがワクワクする、といいます。

学ぶことが楽しくてしかたがないのです。医学の道を進んだのも、

「お父さんお母さんがいつも患者さんのために一生懸命につくしていて、楽しそうだから」

という自らの意志です。

「やりたいことにチャレンジすると、なんでもできるから、人生楽しくてしかたがない」

そういいます。まさにドーパミン女子です。

勉強はつらいと思いながらやっていると、いずれ壁にぶつかり、それ以上は伸びなくなります。でも、楽しみながらすれば、知識をどんどん吸収でき、脳の働きを活性化していくことができます。その結果の記憶力・思考力は、まったく違ってきます。そんな「楽しい！」という感情も、栄養でつくり出していけるのです。

以上はわが家の例ですが、時計回りプレートを実践した家庭は、みるみる状況がよくなっていきます。

夫婦の会話がなく、話すとすぐにけんかになってしまうと悩んでいた女性は、時計回りプレートの実践によって、夫がとても優しく話を聞いてくれるようになったと喜びました。離婚の危機にあった夫婦も、時計回りプレートの実践をきっかけに、お互いに優しい気持ちを持てるように変わっています。栄養のとり方が変わり、性格を決めるホルモンの分泌が変わった結果です。

世界の人口は現在約74億人。37億分の1の確率で出会い、結婚したのですから、愛を貫かなくてはもったいないではありませんか。**夫が悪い、妻が悪いといがみあう前に、食事を整えること**です。それだけで、夫婦関係はとてもよくなります。

アトピー性皮膚炎のために全国の病院を受診しても治らず、当院の栄養外来を受診した親子もいます。今では跡形もなくきれいになりました。おまけに成績まで飛躍的に伸び、本当に感謝しかないと話してくれました。

不登校の息子を抱えて悩んでいた女性の家族も変わりました。息子がみるみる元気をとり戻し、現在は海外の有名大学に進学しています。その女性は、栄養のすばらしさを身をもって体験し、現在はご自身も栄養学の勉強をしています。

子どものやる気が感じられず、成績が振るわないという相談もたびたび受けます。子どもの変化は大人よりもスムーズに表れます。ほとんどの子が、次の定期テストで成績を上げます。最近相談を受けた女性のお子さんは、時計回りプレートを実践して3カ月後、中学3年生になって初めての実力テストで、校内で8位になったそうです。本人も驚きつつ自信がついたようで、勉強机に自ら向かうようになりました。

忙しいからこそ、やるべきことがある

最近、町なかで子どもをきつく叱るお母さんの姿をよく見ます。

子育てにイライラする、という人もいます。

でも、子育ては本来、楽しいものです。一生の愛を誓って結婚したパートナーとの生活も、楽しいものであるはずです。

それがなぜ、ストレスの対象になってしまうのでしょうか。

栄養を整えることを怠っているからです。

「忙しすぎて、食事などまともにつくっていられない」

という人がとても多くなっています。

「朝ご飯なんてつくる時間がない」

といって、菓子パンと牛乳、ヨーグルトしか食卓にのせない人もいます。

夕飯をスーパーのお惣菜やお弁当ですませる人もいます。

そんな状態でどうして人生が思い描いたように好転するのでしょうか。

忙しすぎて時間がない、というならばなおのこと、食事だけはしっかり整えましょう。

時計回りプレートならば、家族４人分をつくっても１時間、慣れてくれば30分でつくれるようになります。１人分ならば15～20分でつくれるでしょう。私は家族４人分を20分でつくります。

これさえしっかりやっていれば、あとは手を抜いても大丈夫です。自分も家族も自ずと変わってくるからです。

まず、子どもが変わってきます。勉強をしなさい、といわなくても、勉強をするようになります。片付けをしなさい、といわずとも、身の周りをきれいに整えるようになります。

なぜでしょうか。ドーパミンやセロトニンの分泌量が増えることで、心は穏やかに、何もかもが楽しくなってくるからです。エネルギーの産生量が増えるので、いつも何かにとり組んでいたくなるのです。

そんなときにいうお母さんの言葉は１種類だけ。

「いいね」「すごいね」「えらいわね」

心からほめることです。ほめられれば、ドーパミンやセロトニンの分泌量をさらに増やすことができます。子どもと自分との関係がよい方向へどんどん回り始めるでしょう。パートナーの変化が起こるのは、その次です。数十年間も、間違った栄養のとり方をしてきたので、それを正すのには時間がかかりますし、細胞レベルでの変化にも時間が必要です。でも、続けていれば近いうちに必ず変わってきます。

能力を発揮できるようになるので、仕事に自信がつきます。その自信が、人生や能力を向上させ、経済力にもつながるでしょう。家族を思いやる優しさも生まれます。自信をもって子どもと向きあえるようになるので、子育てを一緒に楽しむようにもなるでしょう。

食事の手を抜けば、そうした理想の人生を自ら手放してしまうことになります。こんなにもったいないことはないと、私は思うのです。

見た目は豪華。調理はシンプル

巻末に、私が実際につくった時計回りプレートの写真を載せました。

医者が出版する料理本に掲載された料理は、ほとんどが料理研究家の人が撮影用につくったものであり、とても美しく整えられています。

でも、本書に掲載されている時計回りプレートの写真はすべて、正真正銘、私がつくり、家族と食べてきた家庭料理です。ここに、主食、そして味噌汁やスープなどの椀物もつきます。とても豪華でしょう。「こんなに食べてもいいの?」とうれしさを感じてくれた人も多いのではないでしょうか。

これだけの種類の食材と量を食べるからこそ、身体と脳に必要な栄養素をまんべんなく行きわたらせることができるのです。エネルギーの生成量が増えるので、太っている人は美しくやせていきます。

ただ、色とりどりの料理がいくつも並んでいるので、調理が大変そうだと感じる人もいると思います。心配ご無用。調理にたいした時間はかかりません。

一度つくれば、いつもの調理よりずっと楽だと実感できるはずです。見た目は豪華ですが、調理は非常に楽。時計回りプレートは、とても効率的な食事療法なのです。

毎日時間をかけてがんばって料理をしているのに、自分も家族も心身の状態が上向かないという人もいるでしょう。**料理はがんばってつくるほど、栄養素が壊れやすくなります。加熱する場合も時間が短いほうが、栄養素を壊さずにすむ**のです。

いいかえれば、時間をかけてがんばって料理をつくっている人ほど、栄養素の壊れた食事をしていることになります。

そうしたことを理解していただいたうえで、もう一度私のつくった時計回りプレートの写真を見てください。

生野菜は食べやすい大きさに切って定位置に置くだけ。温野菜はゆでるだけ。肉や魚も焼いてのせるだけ。すべてシンプルな調理法で構成されています。調理時間を短くするためには、コンロ、魚焼きグリル、電子レンジをフル稼働させます。ここも大事なポイントです。**基本は、切って、ゆでて、焼いて、お皿にのせる。これだけ**です。

このシンプルさが調理を楽にし、栄養素をよりよい状態で摂取できるのです。

毎日、ほんの少しの時間をキッチンで過ごすだけでよいのです。それだけで、自分も家族も変わっていきます。調理とは、自分や大切な人たちの人生をよりよい方向に導いていく幸せな時間なのです。

プレートに7つのポジションを決める

時計回りプレートとは、その名の通り、1食にとる料理を順番に時計回りに並べるだけの食事療法です。

食べる順番も、12時の場所から右回りで順々に食べていきます。

プレートは、7つのポジションに分けます。プレートを1つのチームと考えていただくとわかりやすいでしょう。

チーム競技は、1つのポジションでも欠けるとそこが弱点となります。プレートも同じです。7つのポジションを欠けることなく食べることで、1食に必要な栄養素をとれ、細胞レベルからの変化を築いていくことができます。

では、どのポジションにどんな料理をスタンバイさせればよいのでしょうか。

1のポジション 酢のものやトマトなど酸っぱいもの

2のポジション 生野菜

3のポジション 温野菜

4のポジション たんぱく質が豊富な植物性食品

5のポジション 動物性たんぱく質のメインディッシュ

6のポジション 糖質の多い根菜など

7のポジション 果物

以上が1から7までの献立です。

この順番に並んでいれば、各ポジションで品数が増えても大丈夫です。

では、各ポジションの順番はどのようにして決めているのでしょうか。

ポイントは、「血糖値を乱高下させない食べ方」です。

血糖値をゆるやかに上げ、ゆるやかに下げる。この指針に基づいた食べ方をすることで、ストレスホルモンのノルアドレナリンの分泌を防ぎます。そうして、「自分なんてダメ」「自分にできるはずがない」などというネガティブな思考が起こらないようにします。すると、ポジティブな思考回路をつくり出しやすくなります。

そのためには、**糖質を豊富に含む食べものは、なるべくあとでとることが大事**です。野菜類などからスタートして胃を満たしていくことで、ブドウ糖の吸収のスピードをゆっくりにすることができるのです。

血糖値の乱高下を防げば、糖化も予防できます。ブドウ糖が血液中にいっきに流れだすことがないので、体内のたんぱく質と急速に結びつくことがなくなるのです。これによって、肥満や老化、糖尿病などの病気を遠ざけていきます。

それでは、各ポジションのポイントをお話ししていきましょう。

Dr.西山由美式「時計回りプレート」のつくり方

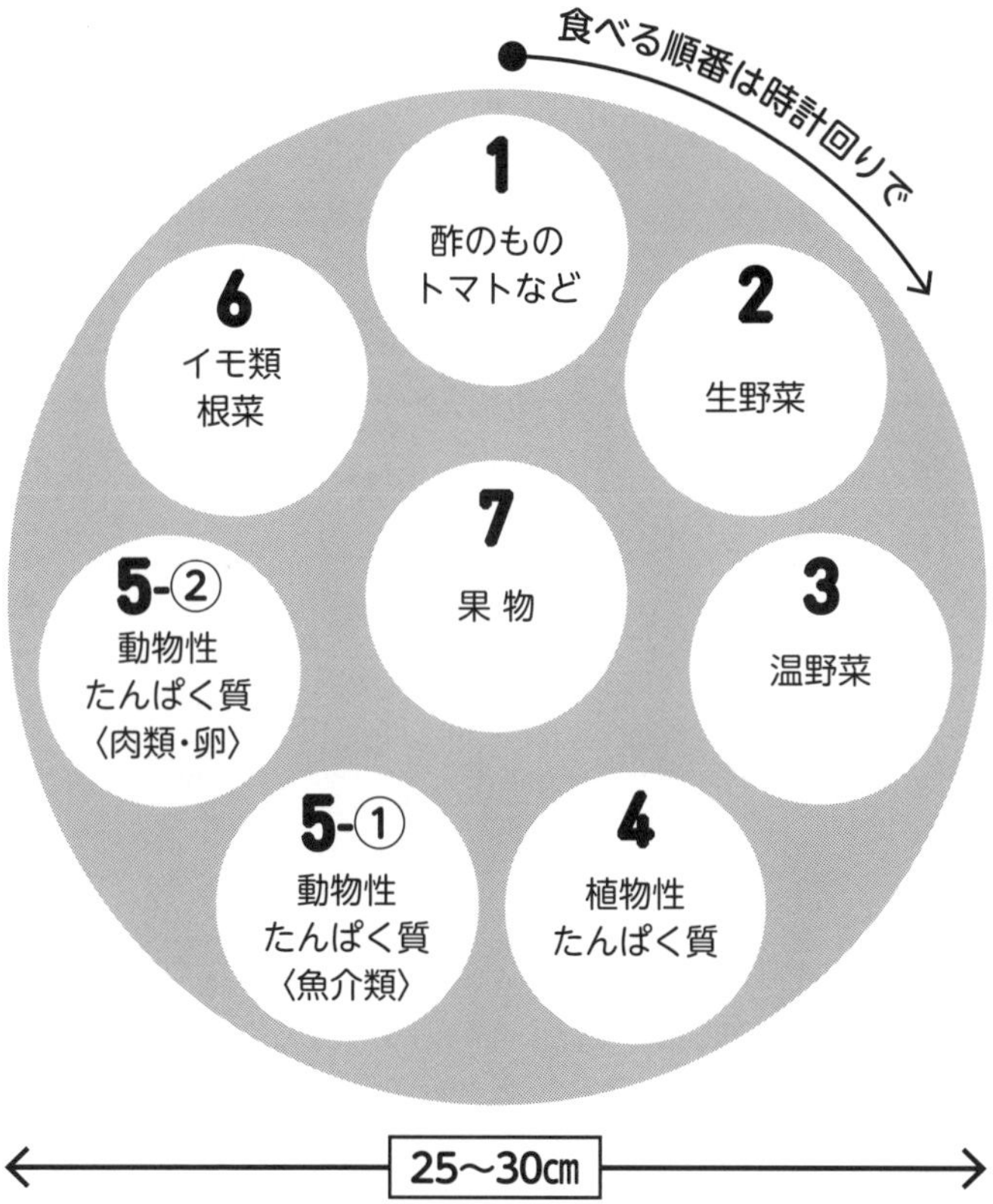

※25〜30㎝ほどの皿を用意しよう

※汁のあるおかずや果物をのせる小さな小鉢を2〜3個用意すると便利

1のポジション

「酸っぱいもの」がエネルギーの産生効率を高める

プレートの12時の位置、1のポジションには「酸っぱいもの」を置きます。

食事は酸っぱいものからスタートさせるのがよいからです。

エネルギーを効率よく大量に生成するには、TCAサイクルを動かすとよいことは前にお話ししました（41ページ）。TCAサイクルは、別名「クエン酸回路」と呼ばれます。ブドウ糖が「アセチルCoA」という物質に変化し、そこに鉄とビタミンB群があると、アセチルCoAはクエン酸回路のなかに入ります。

そのとき、最初につくられるのが、クエン酸です。ここでクエン酸がつくられ、次々に姿を変えていくことで、エネルギーがどんどん産生されていきます。

クエン酸は、ブドウ糖からもつくられますが、食べたものから直接摂取することもできます。**クエン酸が体内にたくさんあれば、エネルギーの産生をスピードアップしていくことができる**のです。

そこで、食事からエネルギーを効率よくつくり出していくために、1のポジションでクエン酸を摂取します。

クエン酸は、酸っぱさをつくる成分です。お酢や梅干し、トマトなどに豊富です。柑橘類などの果物にも含まれますが、果物は糖質も多くなります。ですから、果物は7のポジション、いちばん最後に回します。

なお、**クエン酸には、糖の吸収を遅らせる作用があります**。最初にクエン酸をとることで、これから食事でとっていく糖質の害を最小限に抑えられるのです。

では、具体的にどのようなものを1のポジションに置くとよいでしょうか。

私は簡単に、ミニトマトを3つくらい並べます。これがいちばん簡単だからです。

梅干しも置くだけでよい食材です。

ただし、梅干しを購入する際には、梅と塩とお酒、場合によっては赤ジソのみで漬けられたシンプルな商品を選んでください。食べやすく加工された梅干しは、ハチミツや砂糖などで甘みがつけられています。そうした商品は糖分が多いので、1のポジションに置くにはふさわしくありません。

時間に余裕があるならば、「ワカメとキュウリの酢のもの」や「モズク酢」などの酢のものを手づくりするよいでしょう。この場合も、砂糖などは使わないことです。酢のものは、だし醤油とお酢で味つけするだけでおいしくしあがります。

なお、酢のものなど汁気のあるものは、そのままプレートに置くことができません。こうした場合のために、プレートにのる小鉢も用意したいものです。

2のポジション 壊れやすいビタミンは「生野菜」でとる

2のポジションには、生野菜を置きます。

私たち人間は、必要なビタミンやミネラルを野菜や果物から摂取します。ただし、調理法によっては大事なビタミンを壊してしまうことがあります。

とくに水溶性ビタミンは、水に溶け出しやすい性質を持っています。洗った瞬間から外に流れてしまうのです。ですから、そのときの量だけを洗い、プレートにのせてください。

つくり置きなどはしません。冷蔵庫につくり置いた料理は、水溶性ビタミンが死んでいます。死んだ栄養素をとっても、細胞レベルから健康になることはできないのです。

料理をつくり置きしている人も多いでしょう。でも、それを食べて、本当に健康になれていると感じますか。

私たちが目指すのは、細胞レベルから変わっていくことです。時計回りプレートでは、そのときつくったものをすぐに食べることも、1つの決まりとします。「地産地消」ならぬ、「日産日消」。新鮮な食材を使って、そのとき食べる料理は、そのときにつくることで、大事な栄養素を摂取できるのです。

2のポジションは、絶対に欠かしてはいけないポジションです。

なぜなら、**水溶性ビタミンは、体内にとどまることのできない性質も持っている**からです。そのときに使われなかった水溶性ビタミンは、尿と一緒に排出されてしまいます。水溶性ビタミンが体内にとどまっていられる時間は、2〜3時間と考えられています。だからこそ、毎回の食事でしっかりととる必要があるのです。

ですから、野菜の数は1つと決めず、調理に余裕ができてきたら、2つ3つと増やしていくとなおよいでしょう。といっても、2のポジションの調理は、とてもシンプルです。野菜を洗って、食べやすい大きさに切り、お皿にのせればよいだけです。その時間は1分もかかりません。わずか数十秒でよいのです。

ミョウガやシソでエネルギーの産生量を増やす

水溶性のビタミンには、ビタミンB群とビタミンCがあります。

ビタミンB群は主にエネルギーをつくり出す際に使われます。

第1章でお話ししましたが、ブドウ糖から変わったアセチルCoAがTCAサイクルに入れるかどうかで、エネルギーの産生量は大きく違ってきます。そのとき、必要となるのがビタミンB群と鉄です。

ビタミンB群を多く含むのは、主に魚介類と野菜です。ただ、魚介類はたんぱく質が豊富なので、2のポジションで食べるには早すぎます。5のポジションで食べたい食品です。野菜では、色の濃いもの、香りの強いものなどに含まれます。生で食べられる野菜ではミョウガやパセリ、エゴマの葉、シソ、クレソン、アボカドなどに多く含まれます。

私は、よくミョウガを太めの千切りにして2のポジションに置きます。ミョウガを薬味用の野菜と脇役にしていてはもったいない。ビタミンB_1、ビタミンB_2などのビタミンB群のほか、ビタミンCを含んでいます。しかも、鉄も含有します。エネルギーの産生量を増進させてくれる野菜の1つなのです。

エゴマの葉やシソも、ビタミンB群と鉄を含みます。この調理法も簡単。1人2～3枚を洗ってそのままプレートに置けばよいだけです。食べる際に、軽く塩や醤油をふれば、とてもおいしい一品になります。私は、味つけをせず、そのままいただきます。

アボカドも頻繁に食べたい食材です。

アボカドはビタミンB群のほか、ビタミンCや抗酸化作用の強力なビタミンEを含みます。抗酸化作用とは、体内の酸化を防ぐ働きのことで、酸化は老化の原因です。ただ、アボカドは糖質が少ないものの、オレイン酸という脂質も含むので、2のポジションならばいちばん最後に、もしくはこの1つ先の3のポジションに置くとよいでしょう。

美肌と免疫力アップに効果あり！

ビタミンCは、主に「コラーゲン」というたんぱく質がつくられる際に必要とされます。コラーゲンには、細胞と細胞の間を結ぶ働きがあります。細胞間の結びつきを強化し、皮膚や粘膜を弾力性のある若々しい状態に保つのがコラーゲンです。また、骨の健康を増進する働きもあります。

コラーゲンは、体内のたんぱく質のうち、約30パーセントを占める重要な成分です。皮膚に限っていえば、約70パーセントをコラーゲンが占めています。美容成分としてコラーゲンがよくとり上げられるのは、このためです。

ところが、体内のコラーゲンは、加齢とともに減ります。それによって、皮膚はプルプ

水溶性ビタミンの種類とその働き

水溶性ビタミン（体内貯蔵不可）	
ビタミンB_1	疲労回復ビタミン （ゴマ・ウナギ・豚肉・米ぬか）
ビタミンB_2	美容ビタミン （ウナギ・サケ・レバー）
ビタミンB_3	精神安定ビタミン （イワシ・カツオ・アジ）
ビタミンB_5	代謝のビタミン （レバー・鶏もも肉・干しシイタケ・サケ・納豆）
ビタミンB_6	女性必須ビタミン （イワシ・カツオ・マグロ・ニンニク・銀杏）
ビタミンB_7	美肌ビタミン （レバー・魚介類・ピーナッツ・卵・納豆）
ビタミンB_9（葉酸）	妊娠ビタミン （レバー・菜の花・モロヘイヤ・ブロッコリー・焼きのり）
ビタミン12	精神細胞ビタミン （牛肉・鶏肉・アサリ・シジミ）
ビタミンC	抗酸化ビタミン ストレスをはねのけて美肌を保つビタミン （ブロッコリー、ピーマン、パプリカ、トマト、キウイ）

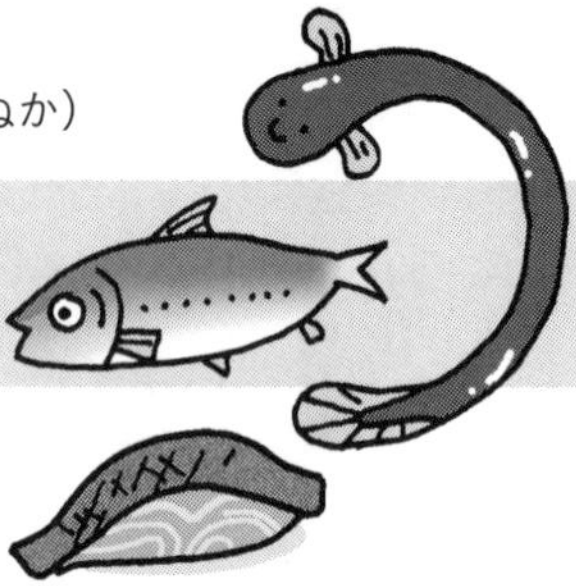

ルした艶やかさを失ってシワが増え、内臓の働きも悪化し、骨折もしやすくなるのです。

ですから、いつまでも若々しくあり続けるには、コラーゲンの体内量を増やすことが大事です。それには、良質なたんぱく質が必要ですが、同時にビタミンＣも欠かせません。ビタミンＣがなくてはたんぱく質を摂取したところで、コラーゲンをつくれないからです。

さらにビタミンＣには、免疫力を高める働きもあります。

免疫とは、簡単にいえば、病気を防ぎ、あるいは病気を治す体内システムのことです。風邪などの感染症を予防するほか、がんの発症を防ぎます。老化予防にも働きます。

このシステムの主な担い手となっているのが、血液中に含まれる白血球です。

白血球はいくつもの細胞の総称であり、それぞれの細胞はおのおのの役割で免疫力の向上に働きます。そうした働きを活性化させる作用が、ビタミンＣにはあります。

生で食べられる野菜でビタミンＣの量が多いのは、パセリ、芽キャベツ、ラディッシュ、ルッコラ、水菜、ピーマン、パプリカ、トマトなどです。

細胞のサビを防ぐ「フィトケミカル」

野菜から得たい栄養素は、水溶性ビタミンのほかにもあります。

その1つがフィトケミカルです。

人の体内では、「活性酸素」という老化物質がたえず発生しています。活性酸素は、強い酸化力を持ちます。酸化とは、酸素によってものが錆《さ》び、ボロボロに老化することです。

体内の細胞も、活性酸素にさらされると、酸化します。酸化した細胞は劣化し、もとの働きを十分に果たせないほど老化します。その細胞の老化が、身体の働きや組織、臓器を老化させます。また、活性酸素はがん細胞を生み出す原因にもなっています。

脳細胞も活性酸素を浴びれば酸化します。脳細胞の酸化が進めば、思考や記憶などの能力のほか、ホルモンの分泌が滞ることになってしまいます。アルツハイマー病などの認知症は、脳細胞の酸化が大きな要因であることもわかっています。

健康でエネルギッシュに細胞を働かせるには、活性酸素は大きな敵です。そこで大事になるのが、「フィトケミカル」と呼ばれる栄養成分です。

「フィト」はギリシャ語で植物、「ケミカル」は化学物質という意味です。

フィトケミカルとは、植物が持つ独特の成分のことで、活性酸素を消す作用があるのです。なお、活性酸素を無毒化する働きのことを、抗酸化作用といいます。

具体的にいうと、**フィトケミカルは、植物の持つ色、香り、辛み、苦みの成分**です。この4つが際立っている野菜を食べれば、フィトケミカルの摂取量を増やせます。

フィトケミカルの豊富な野菜を食べ、その成分を体内にしっかりとめぐらせておくこと。それによって活性酸素の害から細胞を守ることができ、老化を防げるのです。

そのためには、野菜を選ぶポイントを知っておきましょう。

たとえば、レタスならば、通常のものよりもサニーレタスのほうがフィトケミカルが豊富です。サニーレタスの持つ紫の色みと苦みがフィトケミカルなのです。

ちなみに、レタスはほとんどが水分でできているため、栄養がないという人もいますが、そんなことはありません。含有量は少なくても、ビタミンCのほかβカロテンやビタミンE、葉酸も含まれます。葉酸は、赤血球をつくる際に必要な栄養素で、ビタミンB群の一種です。私も、レタスを食べない日はない、というほど、毎日とっています。

スプラウトも、フィトケミカルの多い野菜の1つです。冬、生野菜が高くて手に入れにくい季節には、スプラウトなどで代用するのもおすすめです。

ピーマンやパプリカなども、色が濃く、香りや苦みの強い野菜です。フィトケミカルもビタミンCも含まれます。千切りにし、醤油をたらせば、生のままでもおいしくなります。また、野菜には、ミネラルも豊富です。ミネラルは体内環境を整えたり、エネルギーの生成量を増やしたりなど、身体のなかでとても大事な役割を担っている栄養素です。

生野菜に味つけはいらない

生野菜を食べる際、みなさんはどんな味つけをしますか。

私は、味をつけません。野菜は、それぞれが深くておいしい味を持っています。甘みも、苦みも、酸っぱさも、みんな野菜の個性です。その個性をつくっているのが、ビタミンやミネラルやフィトケミカルなのです。

それらはすべて、細胞レベルから私たちの健康を増進してくれる栄養素です。味つけをせずに食べることは、その栄養素の存在を感じながら食べることです。

人の舌には、味蕾《みらい》という味を感知する小さな器官が約1万個も存在します。味蕾は非常に繊細な味まで感知します。繊細な器官ゆえに、味の濃いものを食べていると衰えます。味蕾が衰えると、味つけはどんどん濃くなります。そうしないと、「おいしい」と感じられなくなるからです。

サラダにドレッシングをかけたいと思うのは、まさに味覚がバカになっている証拠です。マヨネーズにはトランス脂肪酸が大量に含まれるので、できる限り避けたい調味料です。詳しくは後述しますが、トランス脂肪酸は身体に入れてはいけない成分です。

生野菜は味つけをしなくても、十分においしくいただけます。**味つけしない野菜を「おいしい」と感じることができたならば、人本来の味覚をとり戻せたことになります。**

そうはいっても、最初は味つけなしで食べることに抵抗を感じるでしょう。その場合には、あらびきの塩やコショウ、醤油、だし醤油などを、ほんの少しかけて食べるとよいと思います。調理では味つけをせず、食べるときに各自がお好みで味つけをするようにすると、味覚が正常に戻りやすくなります。

味蕾が本来の機能をとり戻すと、本当においしいもの、まずいものの区別がつくようになります。本当においしいものとは、細胞レベルから身体を健康にしてくれる食べものです。まずいものとは、身体の栄養にならないばかりか、細胞レベルから身体を老化させてしまう食べものです。

この違いを感知できる舌を、自分の将来のために、つくっていきましょう。

ある患者さんは、生野菜を味つけなしで食べるようになり、大事なことに気づきました。

カップラーメンやレトルトカレー、菓子パンなどを食べたいと思わなくなったのです。かつては、昼食の定番メニューにしていたそうですが、そうした食品の人工的な味を「気持ち悪い」と感じるようになったといいます。

そして、子どもたちにも日常的に食べさせていたことを深く反省しました。栄養がないばかりか、人工的な成分を多く含む食品を子どもに食べさせることは、親がわが子の能力と健康を奪う行為に等しいからです。

3のポジション 「温野菜」でビタミン、ミネラルをたっぷりとる

「生野菜を食べれば温野菜はなくてもいい」

そう思っている人がいます。これも間違いです。

生野菜には生野菜の必要性があるように、温野菜には温野菜の必要性があります。火を加えて食べる野菜にも、ビタミンやミネラルが多く含まれます。とくにここでは、**脂溶性のビタミンを摂取することをメインで考えていきます**。

脂溶性とは、水には溶けにくいものの、油脂に溶け出しやすい栄養素のことです。熱に

脂溶性ビタミンと主な働き

脂溶性ビタミン（体内貯蔵可）	
ビタミンA	目・肌・髪のビタミン （ウナギ・ニンジン・カボチャ・ブロッコリー） レチノール（動物性）:カロチン（植物性）＝1:1
ビタミンD	骨のビタミン（サケ・シラス干し・イクラ）
ビタミンE	抗酸化作用のビタミン（ウナギ・アーモンド・カボチャ）
ビタミンK	血液凝固のビタミン（納豆・春菊・カブ・大根）

強く、加熱しても壊れたりしません。ゆでたり、蒸したりしても、ビタミンが水に流れ出てしまう心配もありません。ですから、脂溶性のビタミンは温野菜で摂取しやすいのです。

脂溶性のビタミンは、１～２日の間は身体に蓄えておけます。

これに対して、水溶性のビタミンは、摂取後２～３時間で尿に混じって外に出ていってしまいます。

よって**「生野菜7、温野菜3」の割合で野菜の量を調整しましょう**。

もし、生野菜か温野菜かどちらかしか用意できないならば、生野菜を優先させます。脂溶性ビタミンは身体に蓄えておけるからです。ふだんきちんととっていれば、１日くらいお休みしても大丈夫です。

野菜はバター炒めにしない

脂溶性ビタミンは油に溶けやすいので、油で炒めると摂取量を増やすことができます。ただ、その油に問題があります。

油には、健康を増進させるものと、病気を招くものがあることをご存じでしたか？時計回りプレートでは、油にもこだわっていきます。細胞レベルから健康になるには、油も大事な役割を果たしているからです。

油を構成する主な栄養素は、脂肪酸です。

脂肪酸には、飽和脂肪酸と不飽和脂肪酸があります。

飽和脂肪酸は、常温で固まる性質を持つため、人の体内に入った際、血液をドロドロにします。悪玉コレステロール（ＬＤＬ）や中性脂肪も増やします。

これが血管を劣化させる一因になり、高血圧症や高脂血症、糖尿病、肥満などの生活習慣病を発症する原因にもなってきます。

この飽和脂肪酸は、肉の脂身、バター、チーズに豊富です。ベーコン、ハム、ソーセージなどの加工肉にも多く含まれています。こうしたものは、なるべく食卓にのせないほうが、自分や家族のためになります。

野菜のバター炒めなどを好む人がいますが、時計回りプレートではおすすめしません。

一方、不飽和脂肪酸は、常温では液体を保ちます。

こちらは、魚介類や野菜に多く含まれる脂肪酸です。冷たい海水や冬の大地などで体内の脂肪酸が固まってしまっては、魚も野菜も生きることができません。そこで、温度の低い環境でも油が固まらないよう、魚介類や野菜は不飽和脂肪酸を多く含むのです。

私たちの健康に必要なのは、不飽和脂肪酸です。

不飽和脂肪酸には、多価不飽和脂肪酸と一価不飽和脂肪酸があります。一価不飽和脂肪酸は人の体内でつくることができる栄養素なので、とくに意識する必要はありません。

摂取のしかたを意識したいのは、多価不飽和脂肪酸です。こちらは、身体に必要な栄養素でありながら、人間の体内ではつくり出すことができません。よって、食事から摂取する必要があるとして「必須脂肪酸」と呼ばれています。

身体によい油と食べてはいけない油

調理油は、植物からとりだしたものです。

多価不飽和脂肪酸を含む油は、２つのタイプに分けられます。

オメガ３系脂肪酸を含む油とオメガ６系脂肪酸を含む油です。

違いを一言でお話しするならば、**オメガ３系の油はとってもよい油、オメガ６系の油はとってはいけない油**と覚えてください。


〈オメガ3系〉シソ油、エゴマ油、亜麻仁油など

これらの油には、オメガ３系脂肪酸の「α-リノレン酸」が多く含まれます。

この脂肪酸には、**血液をサラサラにする、血管をしなやかにする、血行をよくするなどの働きがあります**。

こうした働きは、α-リノレン酸を材料に体内でＥＰＡ（エイコサペンタエン酸）やＤＨＡ（ドコサヘキサエン酸）がつくられることで得られるものです。ＥＰＡとＤＨＡは青背の魚にも豊富です。

オメガ3系脂肪酸には、炎症を抑える作用もあります。アレルギー性疾患や胃潰瘍、がんなどは、炎症の悪化が症状を重くします。こうした病気はいずれも現代人が発症しやすい病気です。よって、現代に生きる私たちにとって、炎症を抑えてくれるオメガ3系脂肪酸は非常に大事な栄養素といえるでしょう。

ただし、これらの油には1つ注意点があります。

オメガ3系の油は、熱に弱く、劣化しやすいのです。ですから、シソ油、エゴマ油、亜麻仁油は、炒めものなどの加熱調理に使うのには適しません。

最良の使い方は、ゆでたり蒸したりした温野菜にかけて使うことです。そうすることで、脂溶性ビタミンの摂取量を増やすことができます。

〈オメガ6系〉サラダ油、コーン油、大豆油、綿実油、ベニバナ油、ゴマ油など

これらの油には、オメガ6系脂肪酸のリノール酸が多く含まれます。

リノール酸は血中のコレステロールを少なくする作用があります。ただ、善玉コレステロール（HDL）まで減らしてしまう働きを持ちます。結果、とり過ぎてしまうと、悪玉コレステロールの総量を増やし、動脈硬化症などを引き起こす原因になります。

また、**リノール酸には、炎症をうながす作用があります**。これもリノール酸のとり過ぎ

油を変えるだけで健康状態は違ってくる

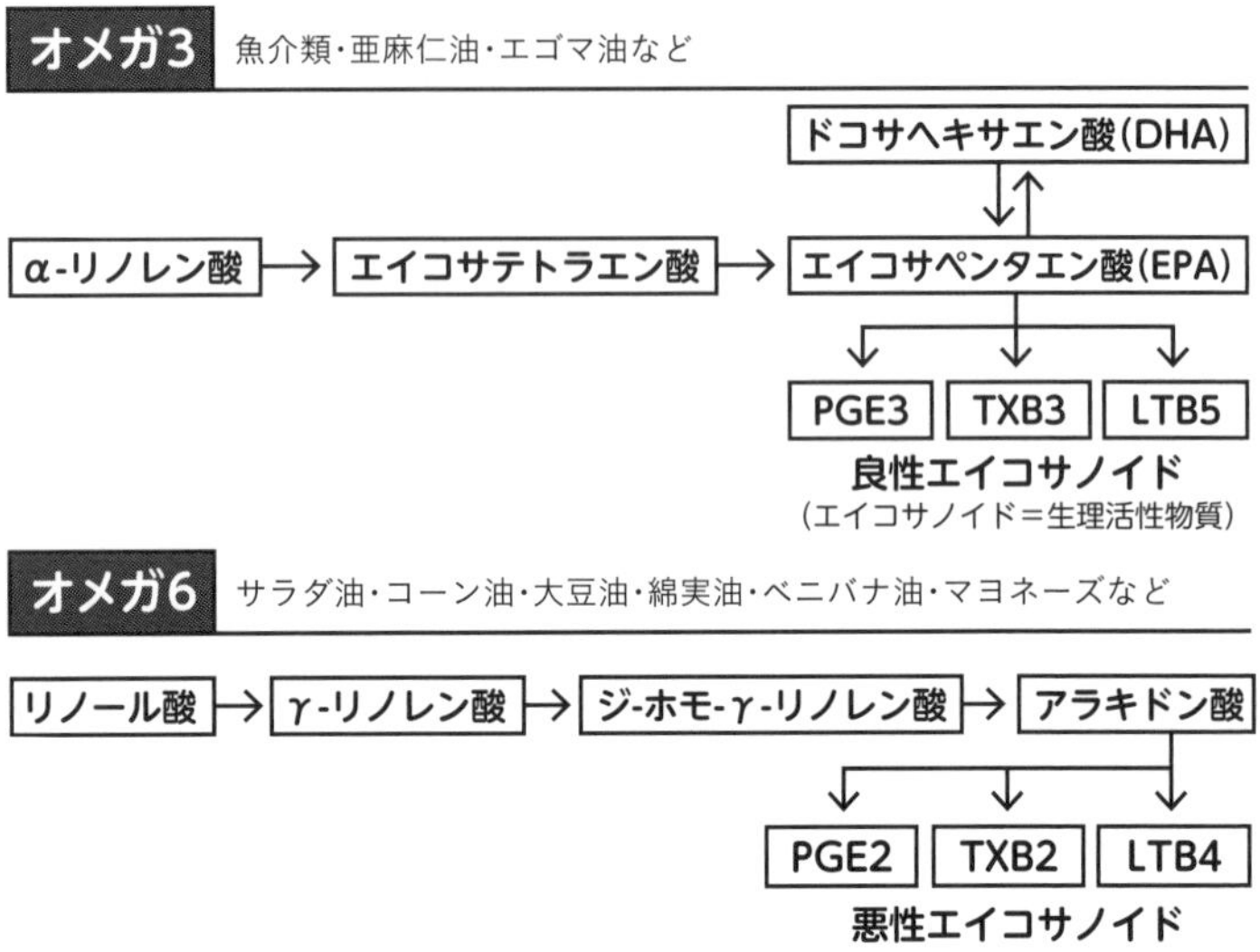

を避けたい理由の1つです。

そうとはいえ、リノール酸も身体が必要としている脂肪酸です。でも、調理油からとる必要はありません。リノール酸は、ほとんどの食べものに含まれる栄養素だからです。野菜類、果物類、魚介類、肉類など、すべての食材がリノール酸を持っているのです。

ですから、通常の食事をしていてリノール酸が不足することはありません。反対に、リノール酸を含む調理油を使ってしまうと摂取過多になり、身体に炎症を起こす作用が強くなってしまいます。たとえば風邪を引いた際、発熱や咳、鼻水などの症

良性エイコサノイド	健　康	悪性エイコサノイド	病　気
PGE3	抗血小板凝集作用 免疫機能増強作用	PGE2	リンパ球増殖作用 血小板凝集亢進 白血球誘導と活性化
TXB3	炎症性サイトカインの生成抑制	TXB2	マイクロファージ凝集抑制網内系機能抑制
LTB5	アラキドン酸遊離抑制 TXB の生成阻害	LTB4	局所血管透過性亢進 局所血流増加 アレルギー誘発

免疫増強・アレルギー症状抑制・花粉症軽減・喘息抑制・がん抑制・抗炎症性・血管拡張・血小板凝集抑制・学習能力向上・記憶力アップ・集中力強化

オメガ3系の油を増やすと、心身の健康状態が整いやすくなる

免疫力低下・アレルギー増強・アトピー性皮膚炎・花粉症悪化・血管凝縮・血圧上昇・血小板凝集促進

世の中にこうした病気が増えたのは、サラダ油などのオメガ6系の油と肉類をとりすぎているから。この2つを減らすだけでも上記の病気は改善される

状が出ますが、それらもすべて炎症です。ふだんからリノール酸を多くとっていると、病気になった際、炎症が強く表れ、自分自身がつらい思いをすることになってしまうのです。

オメガ3系とオメガ6系の摂取バランスは、1対4が理想です。時計回りプレートを実践すると、自然とこのバランスに収まるようになり、体内環境がとてもよくなります。

ところが、炒めものなどの加熱調理にサラダ油などを使ってしまうと、とたんに理想のバランスが崩れてしまいます。

では、加熱料理には、どんな油が

よいでしょうか。

オレイン酸などのオメガ9系脂肪酸を含む油です。オレイン酸は一価不飽和脂肪酸であり、体内でもつくり出せる脂肪酸です。ですから、これを調理油から摂取したところで、必須脂肪酸のバランスを乱すことがありません。

オレイン酸をメインの脂肪酸とする油は、オリーブオイルやキャノーラ油（菜種油）などです。これらは熱に強く、加熱しても変質しにくいという特徴も持ちます。

加熱調理には、オリーブオイルやキャノーラ油を使うようにしましょう。

ただし、調理油は必要なときにほんの少し使うだけで十分です。調理油の使用は最低限にすることを原則としていきましょう。

「プラスチックオイル」をとってはいけない

もう1点、油のとり方で注意してほしいことがあります。

トランス脂肪酸は、絶対に身体に入れてはいけません。

欧米では、トランス脂肪酸を「プラスチックオイル」と呼びます。まるでプラスチックのように、自然の力では分解が難しい油という意味です。人体に入り込んでしまうと、大きな害をなします。

脂肪酸は体内に入ると、細胞膜の材料としても使われます。トランス脂肪酸が細胞膜の材料にされてしまうと、その機能が非常に不安定になります。しかも、活性酸素との結びつきが強いため、細胞膜が酸化しやすくなってしまうのです。

また、悪玉コレステロール（ＬＤＬ）を増やすだけでなく、善玉コレステロール（ＨＤＬ）を減らす作用があります。

トランス脂肪酸のこうした作用は動脈硬化やがん、心臓病を引き起こします。

トランス脂肪酸の危険性に、今、世界はとても敏感です。食品への表示が義務づけられたり、量が規制されたりしています。ところが日本は、その危険性への認識が非常にあまく、表示の義務さえありません。

トランス脂肪酸は、さまざまな食品に含まれます。とくに多いのがマーガリン、ショートニング、そしてマヨネーズです。大量生産された油にも含まれます。具体的には、プラスチック容器入りの大容量サイズの油です。「安いから」と常用しないでください。

また、油を高温加熱することによっても、トランス脂肪酸は発生します。フライドポテトや唐揚げなどの揚げ物にもトランス脂肪酸は含まれているのです。

トランス脂肪酸を多く含む食品 （含有率：%）

クロワッサン	0.29〜3.0
味つけポップコーン	13.0
和牛の肩ロース	0.52〜1.2
和牛のサーロイン	0.54〜1.4
牛肉ハラミ	0.79〜1.5
プロセスチーズ	0.48〜1.1
ナチュラルチーズ	0.50〜1.5
コーヒークリーム	0.011〜3.4
生クリーム	1.0〜1.2
コンパウンドクリーム	9.0〜12
バター	1.7〜2.2
マーガリン	0.94〜13
ファットスプレッド	0.99〜10
食用植物油	0.0〜1.7
食用調合油	0.73〜2.8
牛脂	2.7
ラード	0.64〜1.1
ショートニング	1.2〜31
ショートケーキ	0.40〜1.3
アップルパイ・ミートパイ	0.34〜2.7
スポンジケーキ	0.39〜2.2
イーストドーナツ	0.27〜1.6
ビスケット	0.036〜12.5
クッキー	0.21〜3.8
ポテトスナック	0.026〜1.5
マヨネーズ（ドレッシング）	1.0〜1.7
カレールウ	0.78〜1.6
ハヤシルウ	0.51〜4.6

※牛肉や乳製品に含まれる、主に天然由来のトランス脂肪酸の含有量は、製品によって差はあまりありません。一方、加工食品に含まれるトランス脂肪酸の含有量は、製品によって大きな差があります。

※１品目での数値は低くても、毎日多くの品数を食べていれば身体に影響するので、注意が必要です。

サラダホウレン草は食べてはいけない

野菜は、種類によって調理法を変えることが大事です。

私はいつも思います。せっかく食べるのならば、その食材が持つ栄養素を最大限に引き出してあげなければもったいないと。

野菜においては、とくにそうです。野菜に多く含まれるビタミンやミネラルなど、私たちを細胞レベルから健康にしてくれる栄養素は、調理のしかたによって壊れてしまったり、身体に害をなしたりすることがあるからです。

とくに注意したいのが、ホウレン草です。

ホウレン草には、ビタミンC、葉酸、ビタミンE、βカロテンのビタミン類のほか、鉄分が豊富です。ビタミンCや葉酸は、水溶性であるため、ゆでると外に出てしまいます。こうなると、せっかくの栄養素を摂取できません。

そこで最近は、サラダホウレン草などといって、生で食べられるタイプが人気です。生で食べればビタミンCや葉酸をそのままとることができます。しかし、ここが間違いのポイント。ホウレン草は、生で食べることを控えたい野菜なのです。

それは、シュウ酸という成分を多く含むからです。シュウ酸は、尿のなかでカルシウムと結びつくとシュウ酸カルシウムという物質に変わります。これが結合して大きくなると、尿路結石になってしまうのです。

しかもシュウ酸は、エネルギーの産生量を増やすために欠かせない鉄の吸収を阻害する働きもあります。

サラダホウレン草は、水溶性ビタミンも摂取できて、一見、身体によさそうです。身体によいからといって、毎日食べたりしてはいけません。健康のためと食べ続けた結果、エネルギーの産生効率を落とし、しかも数年後に尿路結石を起こしてしまったとしたら、なんのために食べていたのかわからなくなります。

月に1回食べる程度ならば、身体も対応できるので問題はないでしょう。しかし、「身体によいから」と頻繁に食べるようなことをしてはいけないのです。

シュウ酸は、アクの強い食品に含まれます。ホウレン草やタケノコ、ゴボウなどです。アク抜きが必要なのは、単に野菜を食べやすくするだけでなく、シュウ酸を落とすためでもあるのです。

ホウレン草はゆでることで、約半分のシュウ酸を落とせます。タケノコやゴボウなども煮物にすることで、煮汁のほうにシュウ酸を出すことができます。アクの強い食品は、ゆでたり煮たりして食べるのが基本と覚えておいてください。

なお、ホウレン草は、水溶性ビタミンのほかにも身体に大事な栄養素がたくさん含まれています。ゆでることによって水溶性ビタミンは失われても、食べる意義の大きな野菜です。とくに重要なのは鉄分の摂取です。わが家でもホウレン草は時計回りプレートの定番野菜です。**ホウレン草を食べる最大の意義は、鉄分の摂取にあると**私は考えています。

また、食べあわせによってシュウ酸を体内に吸収させない方法もあります。

それは、カルシウムを一緒に摂取することです。

シュウ酸はカルシウムと結びつくとシュウ酸カルシウムになってしまうのですが、その結合が腸のなかで起こると、体内に吸収されることなく、大便となって排泄されるのです。

シュウ酸の含有量は、ホウレン草がずば抜けて多いものの、レタスやブロッコリー、キャベツ、カリフラワー、ナスなどにも少量は含まれます。こうした野菜からシュウ酸を吸収することを防ぐには、カルシウムの豊富なシラスやカツオ節をプレートのなかに加えることです。ホウレン草のおひたしや焼きナスに、シラスやカツオ節を振りかけるなどして食べるとよいでしょう。

ブロッコリーはレンジでチンがいちばん

ゆでないほうがよい野菜もあります。

その代表がブロッコリーです。ブロッコリーには葉酸が豊富です。**ブロッコリーは、葉酸の摂取を最優先に考えたい野菜**です。

葉酸はビタミンB群に属する栄養素です。この栄養素には、赤血球がつくられるのを助ける働きがあります。そのため、葉酸の摂取量が少ないと、身体をめぐる酸素量が減ってしまい、エネルギーをうまくつくれなくなります。こうなると、エネルギッシュに活動する意欲が失われてしまうのです。

また、遺伝情報を伝えるDNAやRNAをつくる働きもあります。私たちの身体は、細胞分裂によって常に新しい細胞が生まれることで、機能を保っています。細胞分裂の際、遺伝子の生成がうまくいかなければ、病気や老化を引き起こすことにもなります。

これらの事態を防ぐためにも、葉酸は積極的にとりたい栄養素の1つです。ただ、これも水溶性のビタミンなのです。ゆでると外に溶け出てしまいます。

そこで、**ブロッコリーを調理する際は、ゆでないこと**です。小房に分けてサッと水洗い

温野菜の栄養素を壊さない調理法

ホウレン草	熱湯でゆがく。電子レンジで加熱する場合には、加熱後冷水に軽くさらす。根もと部分も残さず食べよう。
ブロッコリー	ラップに包んで電子レンジで加熱。
オクラ	ラップに包んで電子レンジで加熱。生のまま細かく刻み、納豆とあえてネバネバをいっぱいにして食べても美味。
アスパラガス	繊維の硬い部分の皮をむき、電子レンジで加熱。
芽キャベツ	電子レンジでかために加熱。生でもOK。
ナス	オリーブオイルを少量かけて電子レンジで加熱。ナスは皮が大事。生のまま薄くスライスしてサラダにしてもOK。
モヤシ	電子レンジで約20秒加熱。新鮮ならば生でもOK。
キノコ類	シイタケは30分間日に当てるとビタミンDが10倍に。調理の前に外に出し、調理の最後にオリーブオイルで焼くとよい。エノキダケ、シメジ、マイタケは冷凍するとアミノ酸が３倍に。
ピーマン・パプリカ	電子レンジで加熱後、縦切りに。横切りにすると栄養価が落ちる。生でもOK。
ヤングコーン	トウモロコシよりヤングコーンのほうが栄養価が高い。房と皮のついたままアルミホイルに包んで魚焼きグリルで焼く。皮をむいてレンジで加熱したり、焼いたりしてもOK。
ズッキーニ	オリーブオイルで焼く。
長ネギ	弱火でオリーブオイルで焼く。
小松菜	熱湯でゆがく。電子レンジで加熱する場合には、加熱後冷水に軽くさらす。

したら、ラップでくるんで電子レンジで加熱してください。こうして加熱することで、葉酸の流出を防げます。

しかも、たくさんのお湯をわかすという手間も、鍋を洗うという手間も省略できます。包んだラップは、使い終わったら捨てればよいだけ。調理も片付けもとても楽です。

必要な手間はかけることが大事です。でも、不要な手間はできる限り省いて楽をしましょう。これも、時計回りプレートでは大切にしていきたいポイントです。

4のポジション たんぱく質は「豆腐」や「納豆」からとろう

3のポジションまで食べ終わると、おなかがずいぶん満たされてくるでしょう。でも、胃のなかを占めているのは、野菜や海藻類だけ。次の段階に移るのに、とてもよい状態です。

4のポジションでは、植物性のたんぱく質をとっていきます。

人の健康において、たんぱく質は非常に重要な栄養素です。身体を構成するもっとも主要な成分だからです。**あらゆる臓器や筋肉はたんぱく質からつくられています。**遺伝子をつくるのも、免疫細胞をつくるのも、たんぱく質です。体内環境を整え、人の性格を決定づけるホルモンの材料になるのも、たんぱく質です。

ですから、たんぱく質の摂取は、食事のとても大切なポイントの１つなのです。

食事でとったたんぱく質は胃腸で消化されることで、アミノ酸という最小の成分に分解されます。アミノ酸の数は全部で20種類。このうち、９種類は体内で合成できないことから、食事から摂取する必要があるとして「必須アミノ酸」と呼ばれています。

アミノ酸は体内に吸収されると、たんぱく質に再び合成されます。わずか20種類のアミノ酸がそれぞれの目的にあわせて結びつき、およそ10万種類ものたんぱく質をつくり出します。そうして、さまざまな生命活動を支えるのです。

ですから、アミノ酸が不足すると大変です。やせにくく、太りやすい身体になってしまいます。アミノ酸をなるべく使わなくてすむように、身体が省エネモードに入るからです。こうなると、エネルギーの消費量が減り、食べたものが身体に蓄えられやすくなります。しかも、免疫力も低下します。

たんぱく質は、体重１キログラムにつき、１日に１・０~１・５グラムが必要です。体重が60キログラムの人ならば、60~90グラムものたんぱく質を毎日とることです。

このとき大事なのは、「良質なたんぱく質」を摂取することです。

では、良質なたんぱく質とは、どういうものを指すのでしょうか。

それは、身体が欲するようにアミノ酸を含むたんぱく質のことです。

私たちの身体をつくるたんぱく質と、食品中のたんぱく質は同じではありません。それを構成するアミノ酸の種類や量が違います。ですから、**人体をつくるたんぱく質とできる限り近いたんぱく質が、私たちの身体にとっての良質のたんぱく質**となるのです。

そこで参考となるのが「アミノ酸スコア」です。アミノ酸スコアは、9種類の必須アミノ酸のバランスから数値化されています。

9種類の必須アミノ酸がそれぞれに必要量を満たしていると、スコアが100です。100が満点で、それに近いものほど、良質なたんぱく質を持っていると判断できます。

ただし、ここにも注意点があります。

牛肉や豚肉も、アミノ酸スコアが100なのです。このスコアを見れば、牛肉や豚肉は良質のたんぱく質ということになります。

しかし、牛肉や豚肉には、飽和脂肪酸が多く含まれます。アミノ酸スコアが90を示すチーズなどの乳製品やベーコンなども飽和脂肪酸が豊富です。どんなにアミノ酸スコアが高くても、身体に悪いものも一緒にとり込んでしまっては、健康は損なわれます。

ですから、たんぱく質は植物性食品を中心にとることを第一に考えたいのです。

食品のアミノ酸スコア

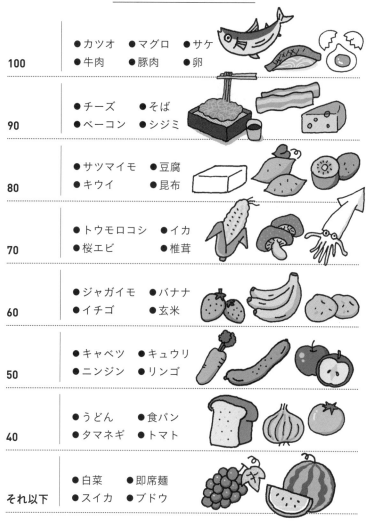

100	●カツオ ●マグロ ●サケ ●牛肉 ●豚肉 ●卵
90	●チーズ ●そば ●ベーコン ●シジミ
80	●サツマイモ ●豆腐 ●キウイ ●昆布
70	●トウモロコシ ●イカ ●桜エビ ●椎茸
60	●ジャガイモ ●バナナ ●イチゴ ●玄米
50	●キャベツ ●キュウリ ●ニンジン ●リンゴ
40	●うどん ●食パン ●タマネギ ●トマト
それ以下	●白菜 ●即席麺 ●スイカ ●ブドウ

「豆腐＋カツオ節」「豆腐＋シラス」は最強コンビ

さまざまな植物性食品に、たんぱく質は含まれます。

では、どんな食べ物を4のポジションに置くとよいでしょうか。

いちばんよいのは、大豆食品です。大豆は「畑の肉」と呼ばれるように、たんぱく質の豊富な食材です。

とくに豆腐は、一年中価格も安定していて、手に入れやすい食品の1つでしょう。夏ならば冷や奴、冬なら温めて湯豆腐にするなど、一年中おいしく食べることができます。

豆腐には、カツオ節やシラスをのせましょう。こうすることで、大豆に不足している必須アミノ酸を上手に補うことができます。しかも、いずれもカルシウムが豊富です。たんぱくな味わいの豆腐に、コクと風味をたすこともできます。

「豆腐＋カツオ節」「豆腐＋シラス」はとてもおいしく、理にかなった組み合わせなのです。

ちなみに、豆腐には木綿豆腐と絹豆腐があります。どちらを選ぶかは好みでよいと思いますが、栄養価でいうと木綿豆腐のほうが高くなります。

調理にバリエーションが欲しいときには、「豆腐ステーキ」がおすすめです。

4のポジションにおすすめ！ 簡単レシピ

豆腐ステーキ

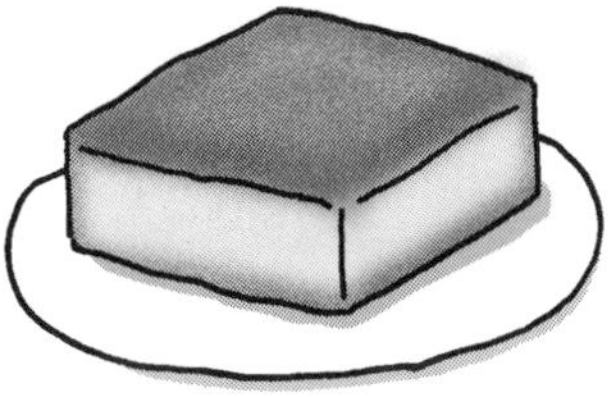

●**材料**（2人分）

絹豆腐………………1/2丁
塩・コショウ

●**つくり方**

①豆腐をキッチンペーパーに包み、水を切る。
②半分に切り、塩・コショウをする。
③テフロン加工のフライパンで、中火で豆腐に焼き色がつくまで焼き、器に盛る。

菜の花でつくるおから

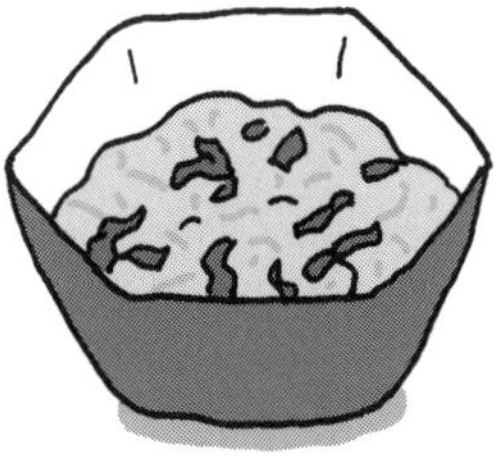

●**材料**（2人分）

菜の花………………1束
おから………………150g
Ⓐ 豆乳………………120mℓ
Ⓐ 塩・コショウ……少々

●**つくり方**

①菜の花は根元1cmを切り落とす。鍋に湯を沸かして菜の花をゆで、冷水にとって水気を絞り、長さ3cmに切る。
②耐熱ボウルにおからを入れ、レンジで3分加熱する。Ⓐを加えて混ぜ合わせ、粗熱をとる。
③菜の花を加えて混ぜ合わせ、器に盛る。

水切りした豆腐を、フライパンで焼き色をつけ、塩コショウするだけ。とても簡単ですが、豆腐の味にコクが出て、子どもも大好きな一品にしあがります。

菜の花でつくるおからも、4のポジションに最適な料理です。

おからをつくるとなると、手間暇がかかる、と思ってしまうところです。でも、私のつくり方ならば、調理手順はたったの3つ。181ページにレシピを紹介しますので、ぜひつくってみてください。ふだん調理をしない人でも、簡単においしくつくることができます。

大豆には、イソフラボンも豊富です。イソフラボンは「天然の女性ホルモン」とも呼ばれます。女性ホルモンのような働きを体内でしてくれるからです。女性は、毎日でもとりたい栄養素です。更年期障害や骨粗しょう症を予防する効果も期待できます。

女性ホルモンのような働きをするからといって、男性に悪いものではありません。むしろ、大事な栄養素です。**イソフラボンは抗酸化力が高いので、老化予防に効果的**なのです。

朝食の定番、納豆は毎日食べたい

納豆も、良質のたんぱく質を含みますから、毎朝でも食べたい一品です。

納豆は、ゆでた大豆の糖質を納豆菌が分解・発酵することでつくられます。そのため、大豆に含まれる糖質の量が減っている反面、発酵されているので栄養価は増えています。なお、納豆のなかでもっとも栄養価が高いのは、ひき割り納豆です。

納豆に生卵を一緒に混ぜて食べる人も多いでしょう。

卵はアミノ酸スコアが100という、バランスのとてもよい食材です。動物性の食品ですが、飽和脂肪酸は多くなく、オメガ3系の脂肪酸を含むという特徴を持ちます。ですから、1日に1個くらいならば、毎日食べることが、健康増進に役立ちます。ただし、動物性食品は時計回りプレート全体の10分の1程度に抑えることが原則です。

わが家では、「まぜまぜ納豆」を4のポジションにたびたび置きます。納豆に、シラス、生モズク、生のまま細かく刻んだオクラ、千切りのシソなどを加え、しっかりとよく混ぜてネバネバをたくさん出す、という簡単な一品です。納豆だけではご飯にかけて食べたくなりますが、身体によい食材を一緒に混ぜると満足度が高くなり、それだけで食べたくなる栄養価のすばらしい立派な1品になります。この「まぜまぜ納豆」を小鉢に入れて、ぜひ、毎朝のように4のポジションに置いてください。

なお、納豆ご飯にしたいときには、納豆をプレートから外して考えるとよいでしょう。詳しいことはあとでお話ししますが、ご飯を食べるタイミングは、5のポジションであるメイン料理からです。4のポジションで糖質をとるのは、まだ少し早いのです。
枝豆やえんどう豆などの豆類にも、たんぱく質は豊富です。旬の時期には、ぜひ頻繁に4のポジションに加えましょう。

枝豆は、蒸し焼きにするのがおすすめです。水洗いした枝豆をアルミホイルで包み、魚焼きグリルやオーブントースターで約10分間程度焼くだけです。塩味が欲しい人は、軽く塩を振ってもよいでしょう。蒸し焼きにすると、ゆでるよりも栄養価がそこなわれにくく、ホクホクしてとてもおいしくなります。ただ、枝つきの枝豆は硬いので、その場合は軽くゆでてから蒸し焼きにするとよいでしょう。

わが家では、魚焼きグリルをよく使います。調理にとても便利だからです。ただ、洗うのが大変で、そこが難点ともいえます。そこで、魚焼きグリルにそのまま入れられるグリルパン（グリル用のフライパン）を用意するとよいでしょう。

グリルパンにアルミホイルを敷いたり、具材を包んで蒸し焼きにしたりすれば、調理のあとはアルミホイルを捨て、軽く水洗いするだけですむので、とても楽です。

グリルパンの価格はさまざまですが、最近は数百円で購入することもできます。時計回りプレートの調理はシンプルさを大事にし、加熱時間もできるだけ短くしたいので、高価なものである必要はありません。

なお、4のポジションも、種類を1つに限る必要はありません。むしろ、2種類はプレートに置いてほしいと思います。

5のポジション メインディッシュは上品に少しだけ

さあ、いよいよメインディッシュです。

食事のいちばんの楽しみは、やっぱりメインディッシュにあるでしょう。その楽しみの考え方を、「時計回りプレート」では変えていただきます。

メインディッシュは、がっつり食べておなかを満たすためのものではありません。食事の満足感を出すために、お楽しみ程度に上品に食べるものです。「たくさんはいらない」ということです。ここまで来れば、おなかはすでに7割ほど満たされているでしょう。胃腸も、それほど多くは必要としていないのです。

5のポジションでは、動物性のたんぱく質の摂取をメインに考えます。

ここでは、「①魚介類」「②肉類」と2つに分けて考えます。

5-①のポジション

魚介類を毎日食べれば頭がよくなる

青背の魚は、アミノ酸スコアの優秀な食品です。とくに、カツオ、マグロ、サケなどのアミノ酸スコアは、100を示します。良質なたんぱく質を摂取できるのです。

さらに、魚介類は、すばらしい脂を含んでいます。DHA（ドコサヘキサエン酸）やEPA（エイコサペンタエン酸）という不飽和脂肪酸が豊富なのです。

DHAやEPAは、オメガ3系の脂肪酸です。これらは、細胞レベルから健康を増進するうえで、非常に優秀な栄養素です。これが細胞膜の材料として使われると、その質を柔軟にし、炎症を抑えるという優れた働きを行なってくれるのです。

しかも、脳の働きをよくする作用もあります。脳は、水分を除くと、約60パーセントが脂質からできています。その脂質も、食べたものからつくられています。私たちが日々、どのような脂肪酸を食事からとっているかによって、脳細胞の質は違ってくるのです。

ふだんからオメガ3系脂肪酸をとることを心がけましょう。それだけで、脳の働きはよくなります。実際、近年の研究によって**オメガ3系脂肪酸の摂取によって学習能力が高まる**ことが確かめられています。

青背の魚で優れた脳細胞をつくろう

DHA（ドコサヘキサエン酸）の多い魚介類

（総脂肪酸100g当たりのDHAの量）

あんこう（生）	28.5g	しらす干し（半乾燥品）	33.6g
くろかじき（生）	31.3g	かつお（春獲り、生）	27.0g
かつお（秋獲り、生）	20.7g	かつお節	31.4g
すけとうだら（すり身）	3.3g	まだら（生）	31.0g
ちか（生）	34.0g	とびうお（生）	34.5g
まふぐ（生）	34.0g	きはだまぐろ（生）	27.7g
びんながまぐろ（生）	31.1g	みなみだら（生）	34.8g
するめいか（生）	40.2g	やりいか（生）	34.3g
さきいか	41.2g	いかのくん製	41.2g

◎DHAの主な働き　脳の働きを活性化する・認知症を予防する・
目を健康に保つ・気持ちをリラックスさせる など

EPA（エイコサペンタエン酸）の多い魚介類

（総脂肪酸100g当たりのEPAの量）

まこがれい（生）	21.1g	すけとうだら（すり身）	18.9g
辛子明太子	18.9g	塩だら	18.5g
はぜ（生）	18.4g	つぶ貝（生）	26.2g
ほたて貝（貝柱　生）	23.8g	ほたて貝（煮干し）	25.1g
あまえび（生）	21.7g	いせえび（生）	21.5g
毛がに（生）	39.4g	ずわいがに（生）	31.4g
ずわいがに（水煮缶詰）	23.8g	いいだこ（生）	21.0g
なまこ（このわた）	25.1g		

◎EPAの主な働き　血管を柔軟にする・血栓（血の塊）ができるのを防ぐ・
血流をよくする・アレルギー反応を抑える　など

DHA・EPAの量の出典：『食品成分表2015　資料編』（女子栄養大学出版部刊）

貝・エビ・イカ・タコにはビタミンB群が豊富

5–①のポジションには、貝類やエビ、イカ、タコも加えてください。

これらの食品には、ビタミンB群が豊富です。ビタミンB群は野菜類にも含まれますが、それから得る量だけではたりないのです。

ビタミンB群は、TCAサイクルを動かして大量のエネルギーをつくり出すうえで不可欠の栄養素です。**貝類、エビ、イカ、タコを食べてビタミンB群の摂取量を増やせば、エネルギーの産生量を大きく増やすことができます。**

潜在能力を秘めているのに、それを引き出せない人はとても多い。最大の原因はエネルギーをつくり出す栄養素が不足しているからです。その栄養素の1つがビタミンB群なのです。

貝類やエビ、イカ、タコは頻繁にプレートにのせましょう。私も毎日欠かさず食べています。5–①のポジションの理想は、魚1種類と、貝類やエビ、イカ、タコを1種類プレートにのせることです。

貝類やエビ、イカ、タコなどは、調理が面倒という人もいるでしょう。でも、難しく考えなくても大丈夫です。栄養素の効率的な摂取を考えたら、調理はシンプルがいちばんよいのです。とくにビタミンB群は、水溶性であるため、煮込み料理など、手のこんだ料理にすると摂取量が減ってしまいます。

おすすめは、新鮮な魚介類を買ってきて、生のまま食べることです。魚介類は、刺し身がもっともよい食べ方です。生のまま食べることで、大事な栄養素を壊すことなくすべて摂取できます。しかも、刺し身であればなんの調理もせず、プレートにのせればよいだけなので楽です。刺し身に塩コショウと亜麻仁油、レモン汁を軽くふり、カルパッチョにするのもおすすめです。

私はよく刺し身を柵《さく》のまま多めに買ってきます。そして、初日は薄くスライスして刺し身で食べます。翌日は、炙《あぶ》りにします。フライパンにアルミホイルを敷き、切った刺し身を並べ、バーナーでバーッと軽く炙るだけです。エビやイカ、タコも炙りがおすすめです。こうすると、表面上に付着した雑菌を除去できます。しかも、うま味が際立ち、刺し身で食べるよりおいしいくらいです。

その翌日は、魚焼きグリルで焼きます。グリルパンにアルミホイルを敷き、そこに残った魚介類をのせて、魚焼きグリルで焼くだけです。

エビは頭や殻のついたまま焼けば、なんの手間もかかりません。

また、料理に変化をつけたいときには、ローズマリーなどの香草を一緒に入れて焼くと、とてもおしゃれな1品にしあがります。

冬にはカキで亜鉛の補給を

貝の仲間であるカキも、積極的に食べたい食品の1つです。

亜鉛が豊富だからです。これも現代人に不足しがちなミネラルの1つです。

亜鉛には、細胞の分裂や再生を助ける働きがあります。1つの細胞が分裂して2つの細胞になる際、遺伝子やたんぱく質をつくる化学反応が起こります。その際に酵素が使われます。さまざまな酵素の成分になっているのが、亜鉛なのです。

亜鉛不足の人は、肌を見るとすぐにわかります。亜鉛がたりなくなると、肌の細胞の再生がうまくいかなくなるからです。こうなると、古い角質が皮膚の表面にこびりつき、肌がカサカサするようになります。透明感もなくなり、くすんでくるのです。

ストレスの多い生活を送っていると、肌が荒れてくるのも亜鉛が関係しています。ストレスが亜鉛を消耗するからです。それによって、肌荒れが起こってくるのです。

また、亜鉛は、体内にたまった毒素を排出する働きもあります。たとえば、水銀やカドミウム、鉛、銅、クロムなどの金属は、ごく微量は身体に必要です。しかし、量が多くなると害になります。亜鉛の摂取量が増えると、こうした有害物質を排出する力が高まります。

しかも、亜鉛不足は抜け毛や薄毛を引き起こします。髪の毛の健康にも亜鉛は必要なミネラルなのです。

亜鉛が不足する原因は、それを含む食べものを十分にとっていないことと、ストレスの大きい生活をしていること。そのほかにもいくつかあります。

その1つは、インスタント食品やファストフード、加工食品ばかりの食事をすることです。こうした食品には、食品改良剤という添加物が含まれます。この物質は、身体から亜鉛を排出させる作用があるのです。

もう1つの原因は、牛乳をよく飲むことです。牛乳の乳脂肪には、亜鉛の吸収を邪魔する働きがあります。

また、極端な菜食主義も亜鉛不足の原因になります。穀類や野菜類に含まれるフィチン酸や食物繊維が亜鉛の吸収を大幅に減らしてしまうからです。

こうした原因で起こってくる**亜鉛不足を解消するには、カキがおすすめ**です。亜鉛の1日の必要量は60㎎。カキ13個分です。ただ、カキは冬の食べものですし、少々高価、毎日それだけの量を食べるのには無理があります。

亜鉛は、小麦胚芽、米ぬか、そば粉、アーモンド、ゴマ、高野豆腐、大豆、そら豆、シソ、干しシイタケ、緑茶、干しヒジキなどにも豊富です。こうした食材もふだんから時計回りプレートに加えていきましょう。

たとえば、主食を玄米にし、そこに納豆とゴマをかけて食べれば、亜鉛を上手に摂取できます。高野豆腐なども、煮物にしたり味噌汁の具材にしたり、とても使い勝手のよい食材です。

干しシイタケを使ったヒジキ煮も積極的に食べたい1品です。ただ、干しヒジキは、微量ながらヒ素が含まれます。調理の際には、30分以上水に戻し、2〜3回水洗いをして、よく水気を切ってから使うようにしましょう。

5-②のポジション 良質な赤身肉を1~2切れ楽しむ

国立がん研究センターが8万人を10年以上追跡調査したところ、**肉食は大腸がん（とくに結腸がん）のリスクを高める**ことがわかりました。

男性では、肉類（ハムやソーセージを含む）の摂取量が1日当たり１３０グラム以上のグループは、約20グラムのグループよりも、結腸がんのリスクが１・４倍も高くなりました。女性では、１日当たり約90グラムのグループは、約10グラムのグループに比べて、結腸がんのリスクが約１・５倍にもなっていました。

その反面、肉のアミノ酸スコアは１００で、とても良質なたんぱく質を抱えています。しかも、鉄分も豊富です。とくにレバーには、鉄分が多く含まれます。

こうしたメリットとデメリットの両面を持っている食材は、食べる量でバランスをとっていきましょう。「食べない」という選択をしてメリットを完全に捨ててしまうのではなく、デメリットの部分を最小限に抑えることを考えるとよいのです。

それには、肉の量の目安を、時計回りプレート全体の約10パーセント以下とします。

具体的には、肉料理は1切れか2切れにすることです。

また、魚介類さえしっかりとっていれば、５-②のポジションはお休みしてもＯＫです。食べたいと思ったときにだけ用意すればよいでしょう。

私は５-②のポジションに、焼いて塩コショウで味つけをした牛ステーキや豚シャブなどを置きます。もちろん、量は１~２切れです。量が少ないぶん、良質な国産肉をのせることができます。量がこれだけ少ないと、調理もとても楽です。牛肉を焼くだけなら、２

〜3分ですみます。

脂身の少ない赤身部分を選ぶことも大事です。そうすることで、飽和脂肪酸の摂取量を減らすことができます。

なお、5−②のポジションは、食事の終盤になります。焼いた肉が冷めてしまうこともあるでしょう。肉は高温で焼くと繊維が収縮し、冷めたときに硬くなります。たんぱく質は60度を超すと硬くなる性質があるからです。肉を焼くときには、なかが生ではない程度に、焼き過ぎないようにすると、冷めてもやわらかく、おいしくいただけます。

6のポジション イモ類や根菜は食事の最後に

6のポジションで食べたいのは、イモ類や根菜、さらに調理によって糖質が増えてしまう料理などです。

なぜ、こうしたものを最後にするのでしょうか。

最大の理由は、デンプンなどの糖質を多く含むからです。

だからといって、「食べない」という選択をしてしまうのはもったいないでしょう。イモ類や根菜には、健康増進に役立つ栄養素がたっぷりと含まれます。

糖質の吸収をできる限りゆるやかにしつつ、必要な栄養素を身体にとり入れる方法とは、糖質の多い食品を食事の終盤に食べることです。これを鉄則としてください。そうすることで、ブドウ糖の消化吸収をゆるやかにでき、血糖値の乱高下を防げます。

イモ類にはジャガイモやサツマイモ、サトイモ、ヤマイモなどの種類があります。それぞれに、味も食感も栄養素も特徴がありますが、共通点もあります。それはビタミンCが豊富なこと。**イモ類のビタミンCは優秀です。水洗いしても、加熱しても、壊れないのです。**イモ類にはデンプンという糖質が豊富だからです。その糖質がビタミンCを守ってくれるのです。そのため、水に浸してもビタミンCが溶け出すことがなく、煮込んでも焼いても壊れないのです。

しかも、**イモ類は共通して食物繊維やカリウムが豊富**です。食物繊維は腸の健康に大事な栄養素です。カリウムは、高血圧予防に重要なミネラルです。

アミノ酸スコアも優秀です。サツマイモは80、ジャガイモは60を示します。

レンコンやニンジン、カボチャ、トウモロコシも6のポジションで食べましょう。これらも糖質が多い食材ですが、ビタミンやミネラルが豊富です。細胞レベルから健康になるために、ぜひ食べたい野菜です。

レンコンは薄切りにして焼いて塩コショウをすると、食感のよいとてもおいしい1品になります。カボチャやニンジンは、脂溶性のビタミンであるβカロテンが豊富なので、油で調理するのがおすすめです。

7のポジション 食事の最後は果物でしめる

食事の最後は、果物で終わりましょう。

果物には、果糖という糖質が多く含まれます。

果糖はブドウ糖より吸収が遅いため、ブドウ糖ほど急激に血糖値を上げたり、インスリンを使ったりはしません。とはいっても、空腹な胃袋に果物を入れるのは、デメリット面を強くします。体内の糖化を進める原因になってしまうのです。ですから、果物を食べるタイミングは食後がベストです。

果物は、旬のものを選んで食べることで、フィトケミカルを豊富に摂取できます。また、夏の果物には夏の身体に必要な栄養素が、冬の果物には冬の身体に必要な栄養素が含まれます。旬の果物をとることで、細胞の健康をよりいっそう増進させることができます。

ただ、季節を問わずに、毎日でも食べてほしい果物があります。

それは、キウイです。キウイには、ビタミンCやビタミンB群などの水溶性ビタミンがたっぷりと含まれます。ビタミンAやビタミンEなどの脂溶性ビタミンも豊富です。高血圧予防に効くカリウム、腸の健康に大事な食物繊維も抱えています。

さらに、TCAサイクルを動かす際に必要となるクエン酸もたくさん持っています。エネルギーの生成量を増やせるので、朝、「今日も1日がんばるぞ！」というタイミングで食べるのが最適です。

良質のたんぱく質も含んでいます。キウイのアミノ酸スコアは、植物性食品のなかではとくに高く、80を示しています。**キウイは非常に優秀な果物**の1つなのです。

わが家の7のポジションによく登場するのは、キウイのほかに、イチゴやブドウ、サクランボ、グレープフルーツ、パイナップルなどです。**「色の濃いもの」「酸っぱいもの」を選ぶと、時計回りプレートをよりよい形で終えることができます。**

ケーキやアイスクリームなどを7のポジションで食べるのはどうでしょうか。

胃袋に何も入っていない空腹の状態で食べるよりは、7のポジションで食べたほうがよいと思います。ただし、スイーツは糖質と脂質が非常に多い食品です。

わが家でも、いただきものをしたときなどは、7のポジションでスイーツを食べることもあります。ただし、小さなものを1つだけにします。ふだん果物をとっていれば、たまにここをスイーツに置き換えても問題はないでしょう。でも、大量に食べてしまうと、ここまでせっかく整えてきた1から6までのフォーメーションを乱してしまいます。

なお、3時のオヤツでスイーツをとるのはNGです。胃袋に何も入っていない状態で糖質の豊富なものを食べることは、身体の糖化を自ら進める行為にほかなりません。

間食はしない。これを守ることは、糖化を防いで細胞レベルから健康になるとともに、安定感のある精神状態をつくり出すために大事なことなのです。

主食はメインディッシュとともに

時計回りプレートでは、主食もしっかり食べることができます。

ただし、食べるタイミングが重要です。主食は、メインディッシュである5のポジションを食べるタイミングでとり始めてください。

お米もパンも、糖質をメインとする食品です。食事のスタートとともに食べてしまうと、血糖値が急激に上がり、糖化の危険性が増します。心身を不健康にさせる食べ方なのです。

血糖値の急上昇を起こさない穀類

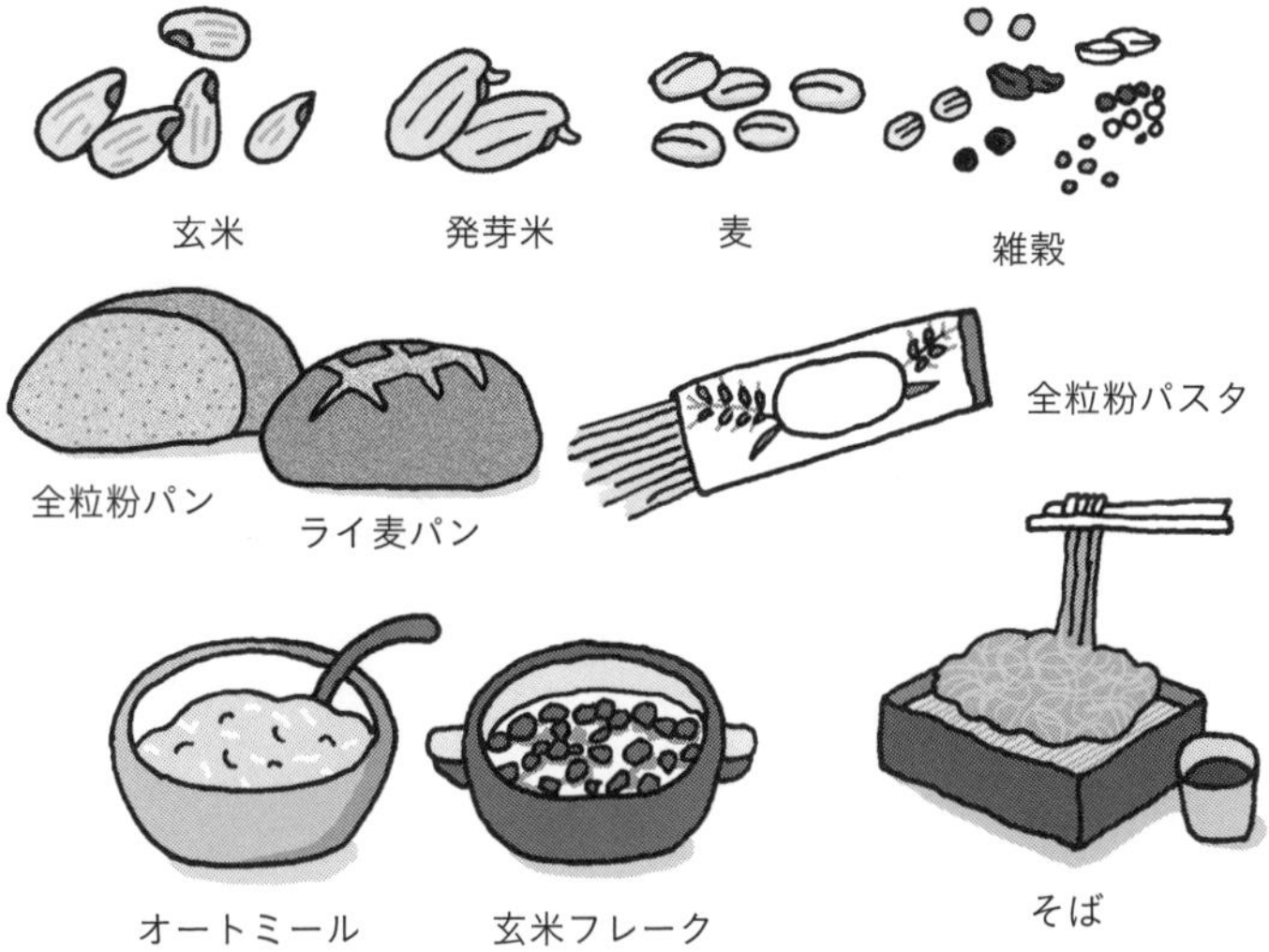

一方、時計回りプレートの5のポジションまでくれば、胃のなかは、野菜と良質なたんぱく質で占められています。この状態であれば、主食をとっても血糖値が急激に上昇する心配が少なくてすみます。

糖質の害をさらに小さくするには、白米ではなく玄米にすることです。

玄米は、外側が胚芽と米ぬかで覆われています。この部分には、エネルギーの産生量を増やす作用のあるビタミンB群があります。鉄や亜鉛のほか、マグネシウム、カリウム、銅などのミネラルも含まれます。食物繊維も豊富です。

細胞レベルから健康になり、エネ

ルギッシュに生きていくうえで必要不可欠な栄養素の多くを、玄米は抱えているのです。

白米は、そのすべてを削ぎ落とし、糖質だけにしてしまった食品です。細胞レベルから健康にしてくれる栄養素は、何も含んでいません。

こんな話をすると、たびたび耳にする言葉があります。

「玄米は苦手なんだよな」「白米のほうがおいしい」

これこそ、まさに身体が糖に支配されていることを示す証拠です。そう思うことが、体内の糖化が進んでいる表れなのです。

パン好きの人も同じです。精製した白い小麦粉からつくられたパンは、白米より糖質の消化吸収が早くなります。パンを食べて一口目で「おいしい」と感じるのは、糖質を欲していた脳がホッとして生じる感情なのです。

パンを食べる際にも、**白いパンよりも、全粒粉を使った濃い色のついたパンをおすすめします**。栄養面に優れ、糖質も少ないからです。

朝食にこそ時計回りプレートを実践しよう

さあ、時計回りプレートを今日からスタートしましょう。めずらしい食材は何一つ必要ありません。スーパーの生鮮食品売り場だけで、食材はすべてそろいます。

しっかりスタートを切れば、身体と心の変化が速やかに表れます。

「いつもより、身体が楽」「なんだか、気持ちが軽い」

そんなことをまずは感じるでしょう。それこそ、身体の随所に必要な栄養素が行きわたり、ＴＣＡサイクルが元気よく回り始め、エネルギーの生成量が増えた証です。

効果の実感は、時計回りプレートを続ける原動力になります。「もっとよくなりたい」と脳が喜び、実践が楽しくて、ワクワクしてきます。

私は、朝食に必ず時計回りプレートを実践します。

今は娘たちも大学生になり、主人は名古屋、私は東京の銀座で患者さん方の診療を行なっているため、住む場所が違っていますが、それまでは、どんなに忙しくても朝５時には起きて、時計回りプレートを用意していました。

そして、朝６時から１時間かけて、家族でわいわい語らいながら時計回りプレートを食べます。それが家族にとって何よりも楽しく、大事な時間でした。

お昼は、娘たちには大きなお重に、時計回りプレート通りのお弁当をつくって持たせました。そのようなお弁当を持ってくる子はほかになく、学校でずいぶん話題になったそう

「ドーパミン＋セロトニン型」の性格になるための時計回りプレート

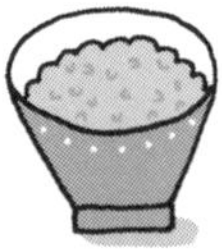

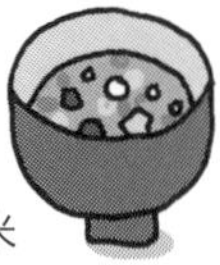

汁椀 ＝海藻やキノコ類など具だくさんの味噌汁

主食 ＝玄米

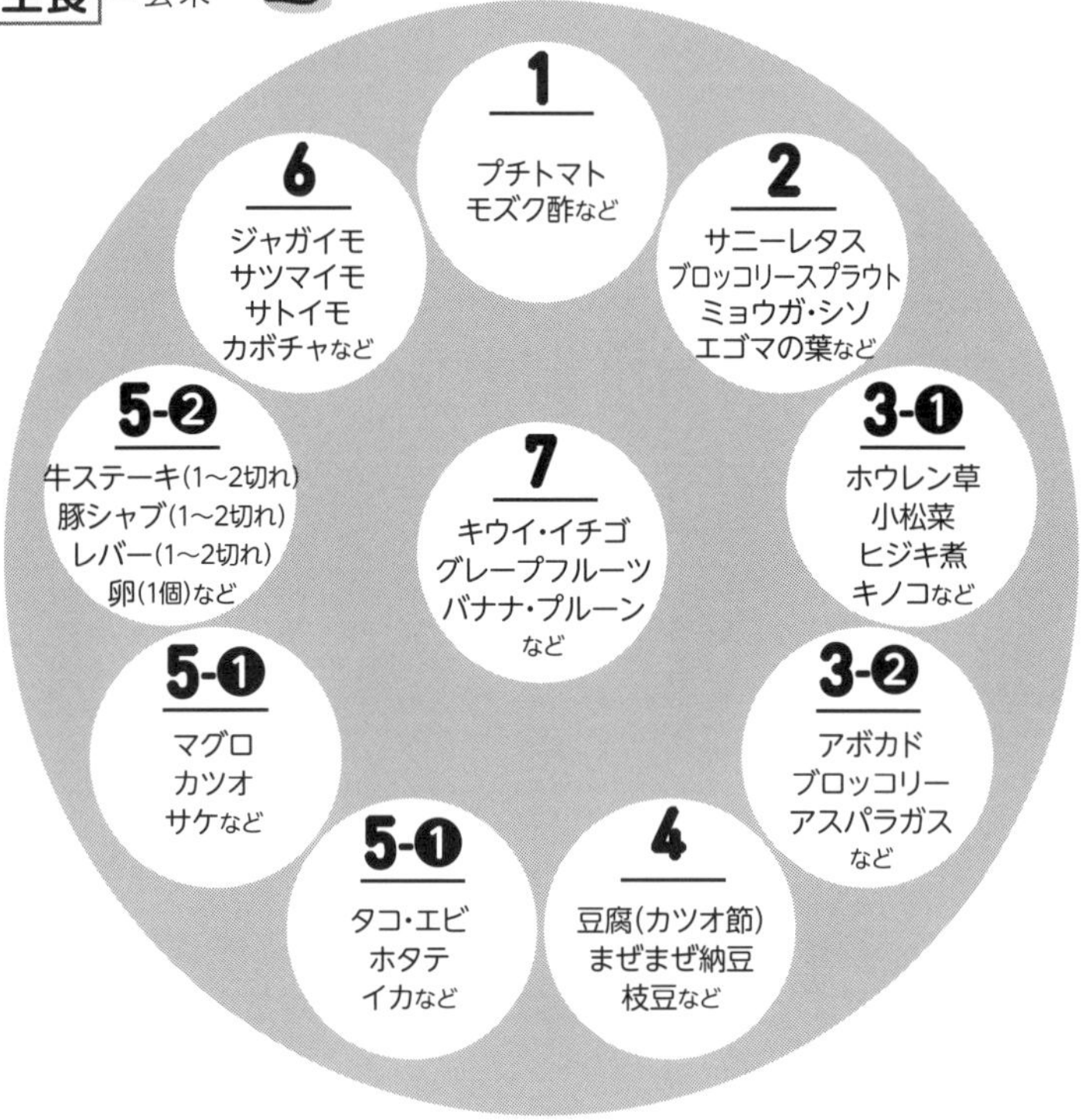

1〜5-❶・7のポジションは２種類以上あってもOK。
5-❷と**6**のポジションは１種類ずつで。

です。**すてきなお弁当を持たせてあげると、子どもは母の愛情を感じて安心し、ドーパミンをたくさん分泌するようになります。**

夜は、主人も私も忙しく、なかなか決まった時間に家族一緒に食事できません。だからこそ、朝食の団らんを何よりも大切にしました。

この時計回りプレートのおかげで、わが家の娘たちは、ずっと成績が学校でトップクラスで、医学部でも学年トップの特待生です。スタイルもバツグンで、細身だけれども、女性らしい美しさがあります。彼女たちは、よくこういってくれます。

「私は生まれ変わりたくない。この世ではお母さんの娘に生まれたから、思うままの人生を歩めている。でも、栄養のことを考えていない家庭に生まれてしまったら、人生がこんなに楽しいかわからなくなっちゃうでしょう。だから、この人生を思う存分に楽しむね」

このメンタルのポジティブさが、人生を輝かせます。それこそが時計回りプレートの最高の効果です。毎日の食事で、これほどの効果があるのです。

とくに**朝の実践をおすすめします**。1日をエネルギッシュに活動できるかどうか。そのすべてが朝食にかかっているのです。

外食が減り、食費も減った！

ある患者さんがこういいました。

「時計回りプレートはとてもよさそうです。でも、お金がたくさんかかってしまいそうで、わが家では無理です」

色とりどりの野菜、果物、魚介類、そして少しの肉類を冷蔵庫に整えておくには、それなりの食費がかかります。とくに魚介類は、量が少ないのに金額のかさむものがあります。

でも、実際にこの半年、実践している患者さんはこんなふうに話してくれました。

「食費は、たしかに、月に30パーセントほど増えました。それでも、家族みんながエネルギッシュに毎日を笑顔で過ごしていることが、手にとるように実感できる。この喜びを考えたら、食費のアップ分は高いものとは感じません」

つまり、食費をどう考えるかの問題なのだと思います。

空腹を満たすための糧とするのか、人生の成功と幸せを築くための糧とするのか、食事の意義は、考え方しだいで天と地ほどに違ってくるのです。

一方、食費が減ったという患者さんもいます。

彼女は、家事と育児と仕事と毎日忙しく、調理をする余裕がないという理由で、頻繁にお惣菜やお弁当などを買って帰り、週末には家族で外食をしていました。家族5人、食べ盛りの子ども3人がいるご家庭ですから、できあいのお弁当やお惣菜で食卓を整えようとすると、1回の夕食で少なくても3000円、多いときには5000円かかります。1回ファミリーレストランで食事をすれば、1万円ほど必要です。こうした外食に、月に4万円近く使っていたそうです。ここにプラス、ふだんの調理に使う食費が加わります。

ところが、時計回りプレートを始めてから、できあいのものを買うことがなくなりました。仕事の帰りにスーパーに寄るより、家に帰って時計回りプレートをつくるほうが、ずっと楽だということに気づいたからです。ファミレスの料理より、時計回りプレートのほうが、よほどおいしいことも実感でき、外食の回数も減りました。

しかも、子どもたちの成績が上がり、ご主人も優しくなりました。彼女自身、ドーパミンもセロトニンも分泌されて仕事の効率も上がり、気持ちに余裕もできました。

「家庭円満という、人生最高のプレゼントをいただきました。時計回りプレートを知らなかったら、今ごろどうなっていたかわからないです」

そう喜びいっぱいの笑顔でやりがいを話してくれる患者さんもいます。

なお、魚介類にお金がかかっても、肉類の量はとても少なくなったので、収支がトントンンになったという声もあります。

さあ、始めるかどうするかは、あなたの考え方しだいです。**見事スタートを切ったら、人生が成功と幸せに導かれていく過程を、ワクワクした気持ちで体感してください。**

調理は効率よく進めよう

もう1点、時計回りプレートの実践を負担に感じる点があります。

調理についてです。時計回りプレートは、たくさんの料理が並ぶので、一見、つくるのが大変そうです。でも、調理の方法はすべてシンプルで、とても楽なのです。

たとえば家庭料理の定番メニューであるカレーライスを1品つくるより、時計回りプレートのほうが調理はよっぽど楽で、時間も短くてすみます。しかも、心身の健康が増進され、ドーパミンやセロトニンなど、人生を変えるホルモンをたくさん分泌できるようになる、という大きなメリットが伴います。

調理のポイントは、加熱するものからつくっていくことです。ガスコンロ、魚焼きグリル、電子レンジをフル稼働し、火を加えるものから調理していきましょう。

たとえば、３のポジションに並べる野菜を焼くときには、同じフライパンで、エビや肉も焼いていきます。味つけは各自プレートの上でしてもらえばよいので、同じフライパンで大丈夫なのです。そして焼けたものから、プレートの定位置にのせていきます。こうすると、洗い物はフライパン１つでよいですし、さほど汚れていないので、サッと水洗いすればすんでしまいます。

食卓には、岩塩や粗挽きコショウ、醤油、亜麻仁油などの調味料をのせておきましょう。そうして食べるときに、自分の好みの味つけをすればよいので調理が楽なうえ、「せっかくつくったのにまずかった」という残念なことも起こりません。

加熱調理している間に、生野菜や果物、豆腐、納豆の用意をしていきます。生野菜や果物は洗って切ってのせるだけ。豆腐も小鉢に入れてのせるだけ。納豆は、シラスや細かく切ったオクラやシソと混ぜて、小鉢に入れてのせるだけです。これらをすべて用意しても、10分もかからないでしょう。

そうしてつくられたのが、巻末にある時計回りプレートなのです。

理屈がわかればフォーメーションは乱れない

ビジネスパーソンや一人暮らしの人は、昼と夜は外食になりやすいでしょう。外食でも、時計回りプレートを実践できます。1〜7のポジションをイメージし、その順番で食べていけばよいからです。

「外食が多いからできない」ということはないのです。

しかも、こうした食べ方をしていると、一緒に食事をする友人も同じように食べます。それが友人の栄養も整えてあげることになります。友人の食事が変われば、自分の周りの人たちも、その周りの人たちも、みんなが幸せになっていきます。こんなにうれしいことはないでしょう。**食事には、人の人生を変える力がある**のです。

ときには、焼き肉屋さんで食事をすることもあるでしょう。そんなときには、1つルールを設けます。肉の量の10倍以上の野菜をとるのです。生野菜もたくさん注文し、網の上でも野菜を焼きます。こうした工夫で、栄養のバランスを整えていくことができます。

時計回りプレートを理解していれば、外食でも実践できるのです。

ただ、旅行をしたときには、どうしても栄養のバランスが乱れやすくなります。旅館やホテルなどで出していただくコース料理では、たんぱく質、脂質、糖質の割合が多く、野菜が少なくなってしまうからです。でも、出していただいたものは、おいしくいただくのが私の流儀。旅行中は、そうした食事を楽しんだらよいと思うのです。

そして帰宅したら、すぐに時計回りプレートを実践します。２泊３日で出かけたのならば、それと同じ回数の食事をするころには、体内環境が整ってきます。

反対に、すぐに戻すことをしないと、ダメになるのはあっという間です。味覚も食欲もバカになっていくのは早いものです。そうなると、すべてが暴走を始めます。身体のなかで、間違った栄養を使って細胞がつくられていってしまうことになるのです。

栄養の乱れた状態が長くなるほど、戻すのには時間がかかります。だからこそ、なるべく早い段階で戻すことが大事です。

栄養を整えるというのは、すべては生活のなかのほんの少しの工夫と手間でできることなのです。その工夫と手間を惜しまないことが、最高の人生を楽しんで歩んでいくいちばんの近道です。

終　章

時計回りプレートで人生は変わる

時計回りプレートはどのように生まれたのか

時計回りプレートがどのようにできたのか、最後にこのお話をさせてください。

私が時計回りプレートを考案できたのは、2人の娘のおかげでした。

長女を妊娠中、私は勤務医でした。毎日が非常に忙しく、食事をとる時間さえないほどです。当時、医局は男も女もなく、医者たるもの、3日くらい食べなくても仕事をしなさい、という世界でした。

私の身体は栄養が枯渇し、とにかく水だけは飲まないと卵子が枯れてしまうのではないかと、恐ろしさを感じるほどでした。ギリギリの状態のなかで、出産日間際まで、私は働き続けました。そんな状態のなかでも、長女は無事に生まれてきてくれました。

その年、私たち夫婦は開業し、次女がお腹に宿りました。新しい医院の立ち上げによる忙しさもありましたが、自分のペースで仕事をする余裕も持てました。赤ちゃんを育てるため、私たち夫婦は栄養の整った食事を自分たちもするようになっていました。

次女は、長女が生まれた翌年、1日違いの誕生日に生まれました。

同じ精子と卵子から生まれた2人の娘。彼女たちの遺伝子は同じはずなのに、正反対の健康状態をしていました。

長女は、身体も食も細く、健康面も弱く、そして、とても優しい性格の持ち主でした。

長女が幼稚園児のとき、狂牛病が社会問題になりました。報道が過熱し、連日、テレビをつければ狂牛病になった牛の映像が流されました。

その映像を目にし、長女はいいました。

「病気の牛さんを食べるの？　かわいそう」

それまで細かく切れば食べていたお肉を、まったく口にしなくなったのです。お肉の次は、魚も「かわいそう」といって食べるのを嫌がるようになりました。幼稚園児にして菜食主義者になってしまったのです。

きっかけさえあれば、人は変われる

1年後に生まれた次女は、「天真爛漫」という言葉がそのまま当てはまる健康児でした。

長女は食が細く、赤ちゃんのころは、ミルクを何回も小分けにしなければ、必要な量を飲むことができませんでした。次女は、夜の8時に大ビンで2本いっきに飲んだら、朝の

8時まで一度も起きないような赤ちゃんでした。

姉が動物性食品を口にしないのを見ても、

「おいしいから、私は気にしないよ」

と、なんでもよく食べる子でした。

小学生になると、妹は成績をぐんぐん伸ばしました。塾では飛び級し、姉の学年の子たちと一緒に模擬試験を受け、トップの成績をとるようになったのです。次女の能力の高さは親としてうれしいことでした。そして同時に私は、長女のことを「なんとか健康にしてあげたい」といつも願い、彼女がおいしく食べられるものを整える毎日を送っていました。

長女が4年生のとき、忘れられないできごとが起こりました。食事の最中に、疲れて眠ってしまった長女が、コクンと首を傾けた瞬間に舌をかみ、口のなかを血だらけにしてしまったのです。

なぜ、この子は毎日ヘトヘトなのだろう、なんとかしてあげたい。そう考えて毎日食事をつくっていても、打開策にはなってくれません。でも、それ以上の理由も方法も、このときの私にはわかりませんでした。

6年生のとき、長女に初潮が訪れました。生理になると、長女は貧血がひどくなり、朝起きあがることがさらにつらそうで、心配でならなくなりました。

主人はそんな長女の姿を見て、

「きみががんばってどうにかしようと思っても、生まれ持った能力なんじゃないかな。見守っていこうよ」

そんな優しい言葉をかけてくれました。でも、母としての私は、ただ見守るだけ、ということができませんでした。「この子はきっかけさえあれば、健康になってくれる」と感じていたからです。

子を信じる母の思いは絶対の強さを持つのだと思います。これが母性のホルモン、オキシトシンの力です。原因さえ見つけられれば元気になるはずと、私は信じ続けました。

食事が人をよくも悪くも変える

姉は病弱で優しい子、妹は風邪さえひかないような元気で明るい子。2人はまったく異なって育ちました。

私が、長女回復のヒントをつかめたのは、実は、いつも元気な妹の変化からでした。

中学生になると次女は、学校の帰りに友だちとコンビニエンスストアに立ち寄り、おやつを買って食べるようになりました。それまで、私は一度もそうした場所で購入したものを食べさせたことがありませんでした。

1カ月が過ぎると、超ポジティブ思考だった次女に変化が表れました。帰宅すると、「疲れた。ご飯はいらない」といってベッドにもぐり込み、朝まで起きなくなったのです。

最初は、「やせたいのかな」「反抗期なのかな」と思い、主人と見守ることにしました。

でも、まもなく、

「何もしたくない。勉強も好きじゃなくなっちゃった」

というようになったのです。なぜ、こんなことになったのでしょうか。次女の行動から原因を突き止めようと、私は彼女を観察し続けました。すると、娘がコンビニのアイスクリームを学校帰りに毎日食べていることがわかりました。

本書でもお話ししましたが、アイスクリームなど糖分の多いものを空腹時に食べると、血糖値がバーンと上がります。すると、インスリンが大量に分泌され、いっきに血糖値が下がります。そのあとに分泌されるのがノルアドレナリンです。このストレスホルモンが分泌されると、怒りっぽくなる一方、ネガティブ思考になります。そのイライラが、再び甘いものを求めさせるのです。

私は、次女の「友だちと一緒で楽しい」という思いを否定しないよう気をつけながら、彼女の「やせたい」という願いを叶える形で、代替案を提案しました。

「お友だちとコンビニに寄るのは楽しいよね。でもさ、アイスは太るからやめよう。おでんにしようよ」

そういって、糖質の少ないおでんの具と「この順番で食べると太らなくてすむよ」と食べる順番を次女に伝えました。すると、次女は帰宅後も起きていられるようになり、夕食も一緒にとり、元気さと明るさも戻ってきたのです。

このとき、私は気づきました。これは絶対に食べものだ、と――。

栄養こそ人生の源

私は、医学の知識をフル動員し、栄養医学に基づいた食事づくりを研究し始めました。エネルギーやドーパミン、セロトニンをつくり出す栄養素を、どのように食べるともっともよい形で娘たちのすべての細胞に行きわたらせることができるのか――。それが、栄養素と食べる順番にこだわった時計回りプレートという形で実現されたのです。

次女が、時計回りプレートを始めると、すべてがいっきにもとに戻りました。性格もますますポジティブになって、勉強も楽しくてしかたがないというようになりました。

ただ驚いたのは、長女の変化です。動物性食品を食べられなかった彼女には、豆腐や納豆などの植物性たんぱく質を多めに出しました。また、鉄剤のサプリメントを毎日飲ませました。エネルギーの産生量を増やすためです。

すると、変化がたちまち起こりました。生気が顔に宿ってきたなと感じた数日後には、体力もついてきて時計回りプレートを完食できるようになり、帰宅後もすぐに眠ることがなくなりました。数カ月後には成績が学年でトップクラスに躍り出ました。そして、とても細くて華奢《きゃしゃ》な身体から、女性らしい美しいスタイルに変わっていったのです。口に入れることさえ嫌がっていた魚や肉も、やがて食べられるようにもなりました。

さらにうれしかったのは、「新しいチャレンジがしたい」と、やりたい習い事を自分で見つけてきて、2つ3つと入り、学校の帰りに寄ってくるようになったのです。高校3年間は無遅刻・無欠席・無早退、そして「成績も人物も優秀」として特待生として表彰されるほどにまでなったのです。

娘たちの変化を見て、「栄養こそ人生の源」と確信しました。そして、長女の身体を生まれつき弱くしてしまったのは、妊娠前から妊娠中まで、私の栄養状態が悪かったことに原因があったのだと、「母親」という役割の尊さと責任の重さを改めて深く思いました。

その後も、試行錯誤しながら、時計回りプレートを進化させていきました。結果は、おもしろいように娘たちの変化になって表れました。

「以前はテストのたびに勉強しないと忘れていたのが、今は授業を受けるだけで全部覚えているようになったんだ。しかも、テストで時間があまるようになったよ」

そんなことまでいうようになったのです。朝食に時計回りプレートを食べていくと、その栄養素がめぐり、授業を聞いているうちにすべて脳に記憶されるようになるのです。

「毎日がとても楽しい。なんでもできる気がする」

長女のその言葉を聞いたとき、心の底から喜びが湧き上がってくるのを感じました。私のなかでエンドルフィンホルモンが全開になり、大きな幸せに包み込まれた瞬間でした。

朝食はわが家の宝物のような家族団らんの時間になりました。人は、ドーパミンとセロトニンがたくさん分泌されていて、ノルアドレナリンが少ない状態のとき、もっとも幸福を感じるようになります。**家族みんながドーパミンとセロトニンを分泌させ、活力も優しさも兼ね備えて生きていると、楽しいことばかり話題になります。**誰一人、ネガティブな発言をする人はいません。

「今度はあれに挑戦したい」「いいね！　私はこんなことがしたい」と、目をキラキラさせてやりたいことを話し、みなで称賛し、励ましあう関係が結ばれるようになったのです。

「時計回りプレートに出会えてよかった」

今の娘たちしか知らない人は、生まれ持った能力が高いのだろうといいます。しかし、そうではありません。時計回りプレートを始めてから、すべてがよい方向へと回り出したのです。

私は今、患者さん方にこの食事療法を中心に、栄養医学外来を行なっています。実践すると、みな人生を向上させます。「時計回りプレートに出会えてよかった」「この食事法を知らなかったら、今ごろどうなっていただろう」と心から感謝されるほどです。

人生の成功とは、会社や職業や資格や経済力など、外的な要因で成し遂げられるものではありません。エネルギーの産生やホルモンの状態など、内的な要因が整ってこそ、成功する能力と幸せな心が宿ります。それが外的な成功要因を積み上げていってくれるのです。

その第一歩となる時計回りプレートです。

時計回りプレートを始めると、まもなく目に見えて成果が表れるでしょう。この実践があなたの人生を力強く変える源になると信じています。

参考文献

『美女のスイッチ』　西山由美著　現代書林
『長生きしたければ「時計回り」で食べなさい』　西山由美著　現代書林
『最新日本食品成分表』　医歯薬出版
『最新 食品標準成分表』　全国調理師養成施設協会
『日本人の栄養所要量』　厚生労働省
『五訂増補　食品成分表』　女子栄養大学出版部
『素材で知る特定保健用食品』　時事通信社
『栄養学ハンドブック』　技報堂出版
『葬られた「第二のマクガバン報告」』(上・中・下巻)
　T・コリン・キャンベル、トーマス・M・キャンベル著　松田麻美子訳　グスコー出版
『海馬　脳は疲れない』　池谷裕二・糸井重里著　新潮社
『記憶力を強くする』　池谷裕二著　講談社
『「扁桃体パワー」が幸せを引き寄せる』　塩田久嗣著　徳間書店
『成功脳　人生を決める「感情量」の法則』　塩田久嗣著　ダイヤモンド社
『脳細胞は甦る』　三石巌著　祥伝社
『脳内革命　脳から出るホルモンが生き方を変える』　春山茂雄著　サンマーク出版
『脳内物質仕事術』　樺沢紫苑著　マガジンハウス

『脳を最適化すれば能力は2倍になる』　樺沢紫苑著　文響社
『残り97％の脳の使い方』　苫米地英人著　フォレスト出版
『悩まない脳の作り方』　加藤俊徳著　辰巳出版
『脳内麻薬で成功中毒』　増田勝利著　冬至書房
『運命の人は脳内ホルモンで決まる』　ヘレン・フィッシャー著　講談社
『アリさんとキリギリス』　細谷功著　さくら舎
『「うつ」は食べ物が原因だった！』　溝口徹著　青春出版社
『幸福になる「脳の使い方」』　茂木健一郎著　ＰＨＰ研究所

西山由美（にしやま　ゆみ）

医療法人桃姫メディカル理事。にしやま由美銀座東京クリニック院長。日本レーザー医学界レーザー認定医。

1995年、藤田保健衛生大学医学部を卒業。慶應義塾大学伊勢慶應病院勤務を経て、2002年に開業。にしやま形成外科皮フ科クリニック、にしやま由美皮フ科クリニックを経て、2016年、にしやま由美東京銀座クリニックを開院。お肌や健康のトラブル解決にあたる一方で、病気を根本から考え、さらには人生を成功に導くための食育栄養外来を行なっている。

最強の女医が教える栄養学
食事を変えれば10日間で人生が変わる
「幸せ」と「成功」は食べたもので決まるって知ってますか？

2018年11月10日　初版発行

著　者　西山由美
発行者　佐藤俊彦
発行所　株式会社ワニ・プラス
〒150-8482　東京都渋谷区恵比寿4-4-9 えびす大黒ビル7F
電話 03-5449-2171（編集）

発売元　株式会社ワニブックス
〒150-8482　東京都渋谷区恵比寿4-4-9 えびす大黒ビル
電話 03-5449-2711（代表）

装　　丁　柏原宗績
編集協力　高田幸絵
DTP・イラスト・図版制作　平林弘子

印刷・製本所　中央精版印刷株式会社

ISBN 978-4-8470-9685-3

ワニブックスHP　https://www.wani.co.jp

西山家の「時計回りプレート」（朝食＆お弁当）

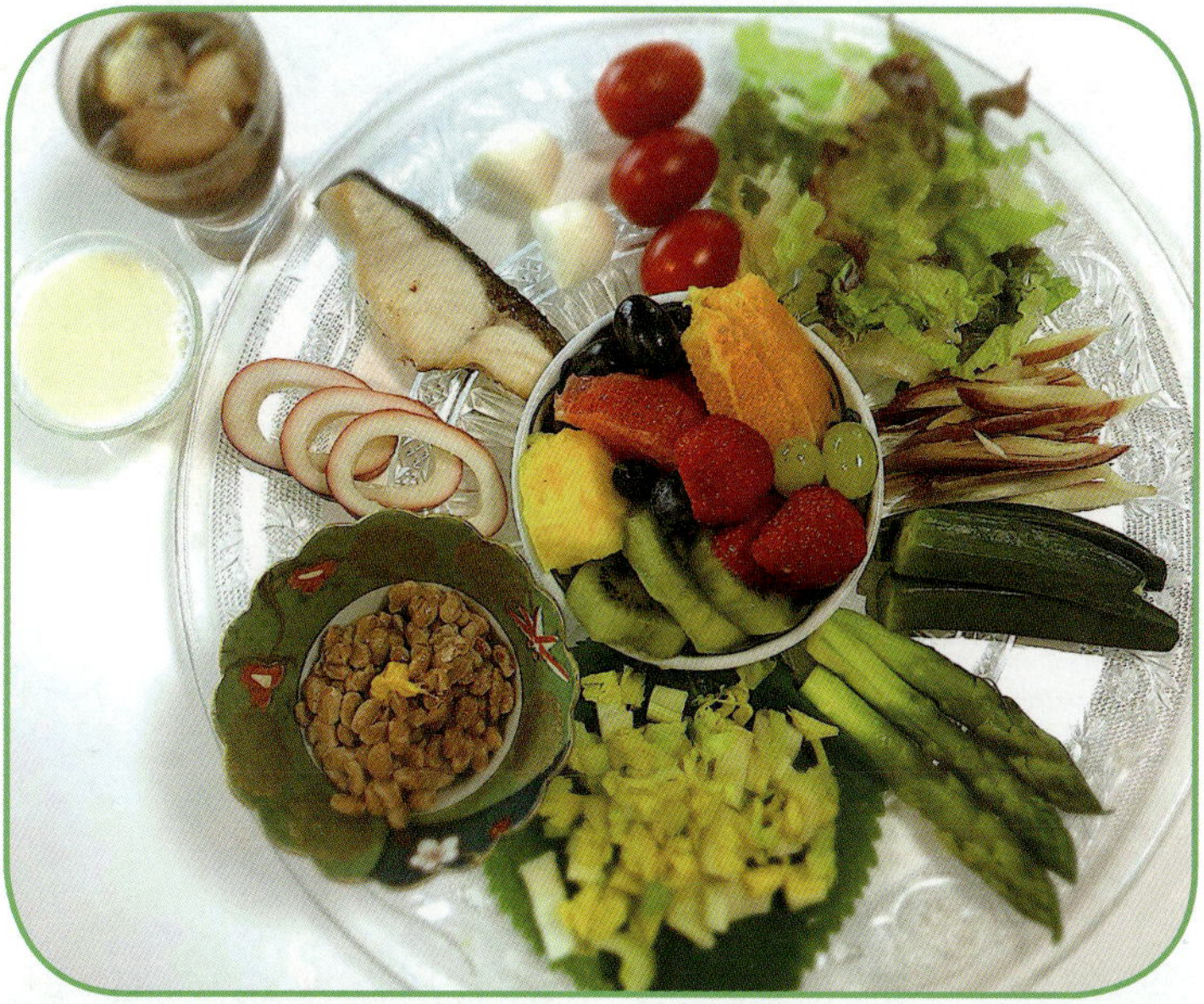

1のポジション…	トマト
2のポジション…	サニーレタス、ミョウガ、エゴマの葉
3のポジション…	オクラ、アスパラガス、セロリ
4のポジション…	納豆
5のポジション…	イカ、魚、チーズ
6のポジション…	なし
7のポジション…	キウイ、イチゴなど
豆乳と西山酵素	

ここがPOINT

【外食続きリセットプレート】外食続きの朝は炭水化物を減らし、脂肪を燃焼させて体内のINとOUTのバランスを戻したい。ビタミン、ミネラルをたっぷり補給して体内に蓄積された余分な脂肪を燃焼させる、いわばリセット＆引き算プレート。写真左上の飲料は「西山酵素」。100種類以上の果物・野菜を3年かけて発酵・熟成。日々の栄養素補給や、体内に蓄積した有害物質を体外に排出させるデトックスにも効果がある。https://www.nishiyama-clinic-nagoya.com

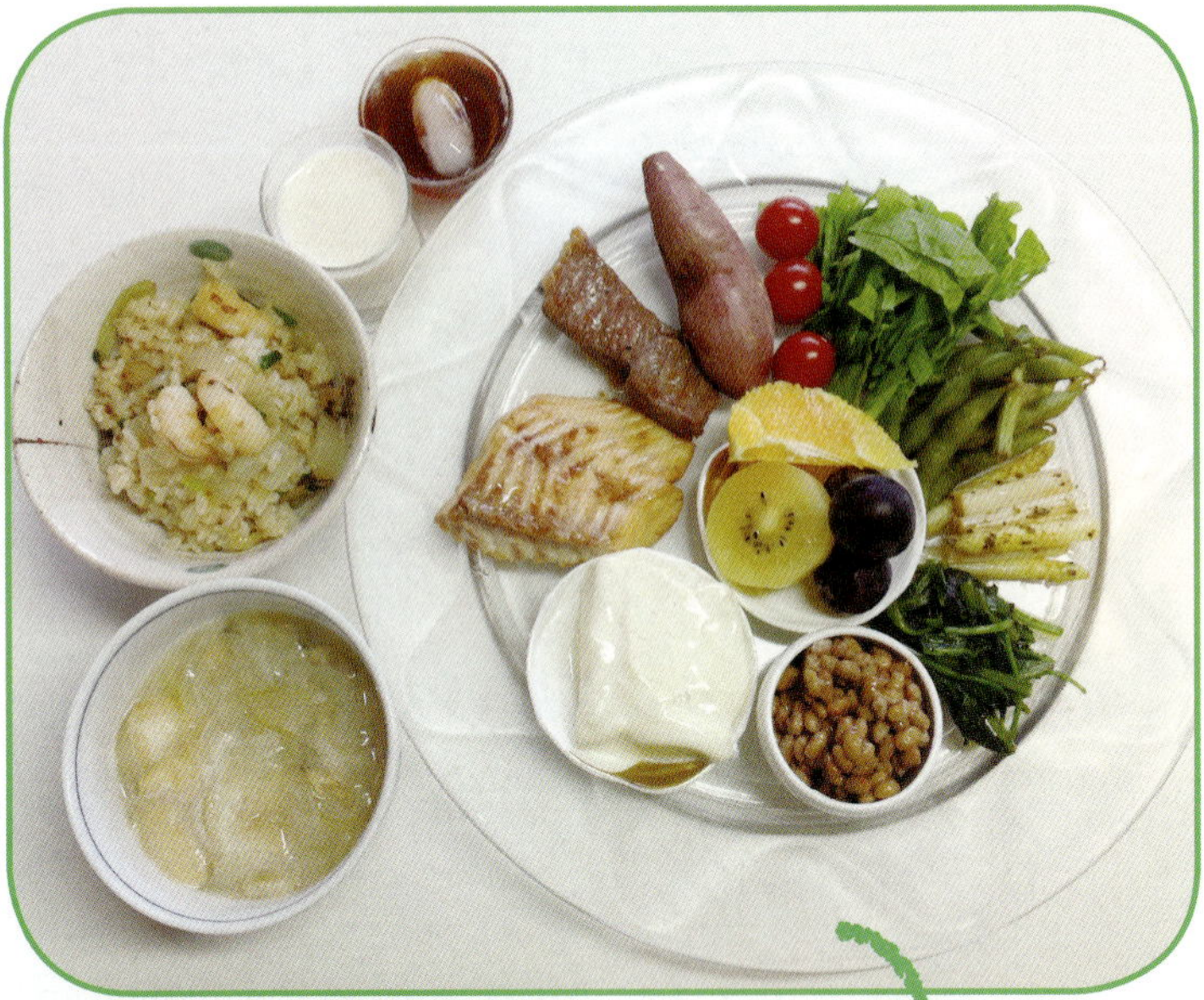

1のポジション…	トマト
2のポジション…	レタス
3のポジション…	枝豆、ホワイトアスパラガス、ホウレン草
4のポジション…	納豆、豆腐
5のポジション…	魚、肉
6のポジション…	安納芋
7のポジション…	キウイ、オレンジなど
豆乳と西山酵素 玄米の炊き込みご飯、味噌汁	

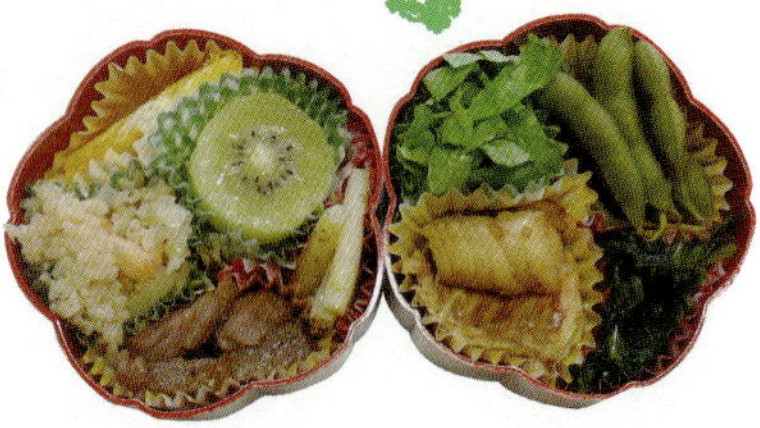

ここがPOINT

【セロトニンプレート】アスパラガスは体内のエネルギーを効率よく燃焼させて、疲労回復を早めてくれる。ビタミンC・Eも同時に摂取できるので、ストレスや夏の紫外線でダメージを受けたお肌にもおススメの栄養プレートです。セロトニンが自律神経やホルモンバランスを整え、リラックス効果をもたらし、心身ともに落ち着かせてくれます。意欲を高めるドーパミンの分泌を促進し、ノルアドレナリンの抑制も期待できます。キウイに豊富なクエン酸も疲労回復効果大です。

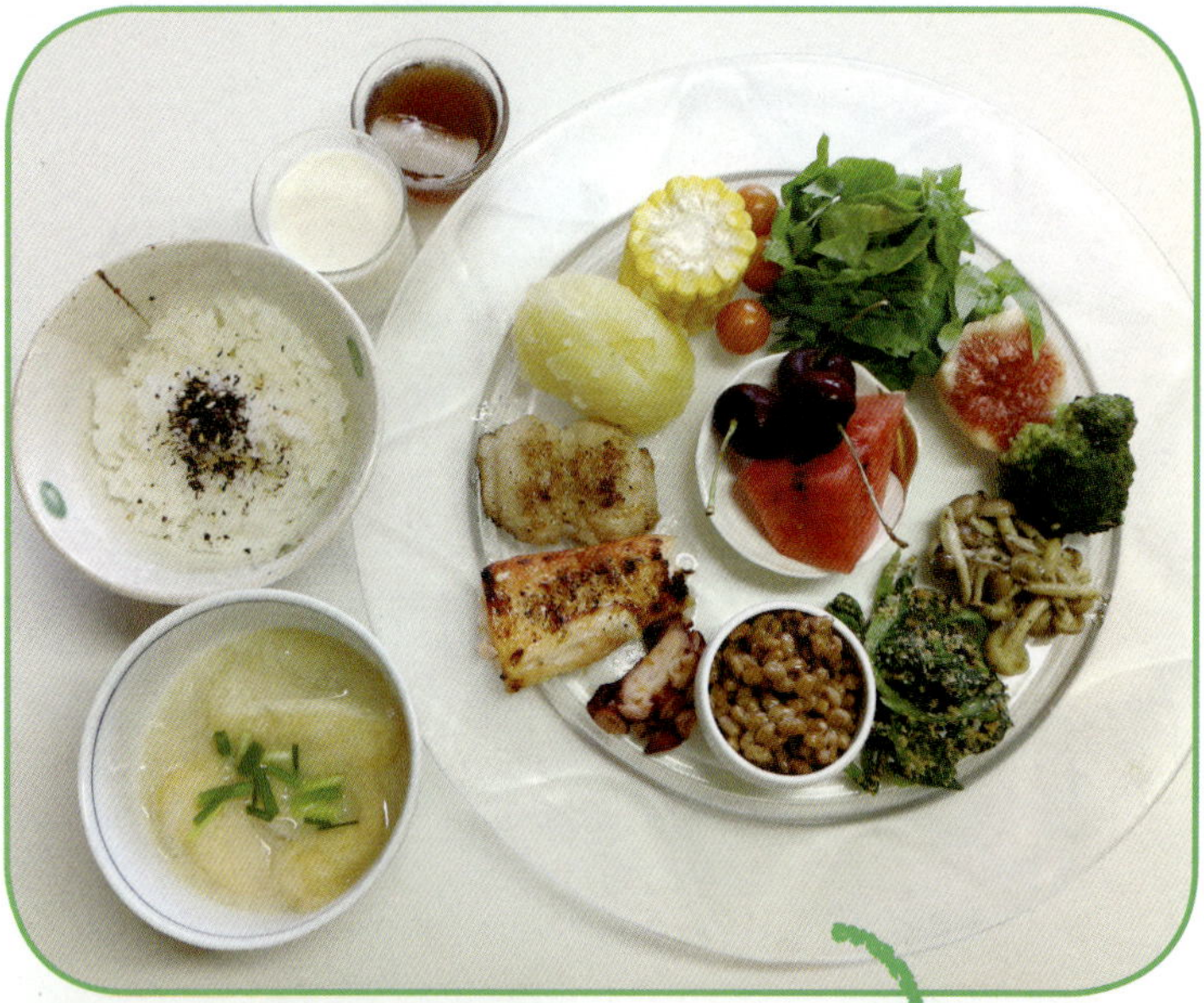

1のポジション…	トマト
2のポジション…	レタス、イチジク
3のポジション…	シメジ、ホウレン草（ゴマ和え）、ブロッコリー
4のポジション…	納豆
5のポジション…	タコ、鮭ハラス、ホタテ
6のポジション…	ジャガイモ、トウモロコシ
7のポジション…	スイカ、チェリー
豆乳と西山酵素 シソご飯、味噌汁	

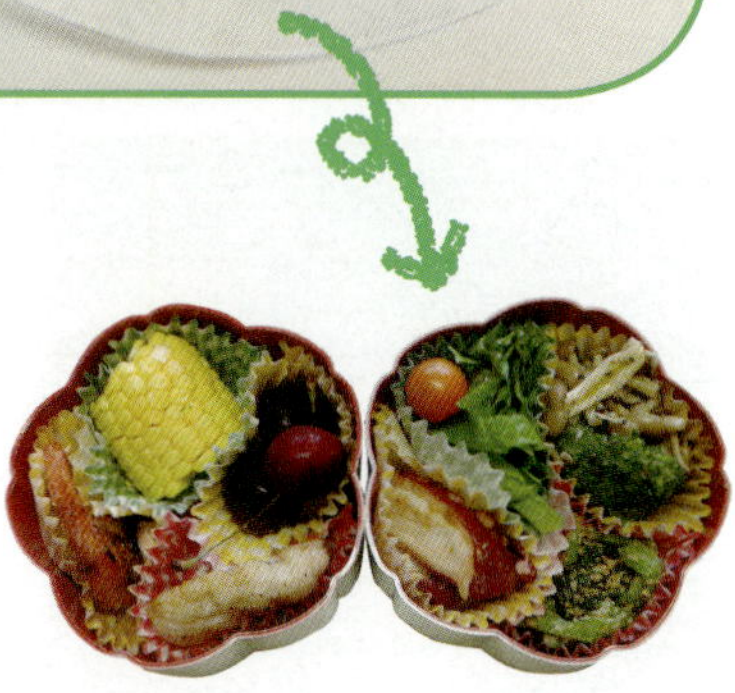

ここがPOINT

【美肌プレート】お肌が乾燥しやすい時期には、美肌のための7大栄養素をしっかりと補給して、インナービューティを強化したい。7大栄養素とは、①たんぱく質（魚介類、納豆）、②鉄（ホウレン草）、③ビタミンC（トマト、チェリー）、④亜鉛（ゴマ、シソ）、⑤ビタミンA（トマト、ブロッコリー）、⑥ビタミンE（ゴマ）、⑦ビタミンB（タコ）。また、インフルエンザ、風邪予防に良質なたんぱく質を増やして、免疫力を上げる狙いもあるプレートです。

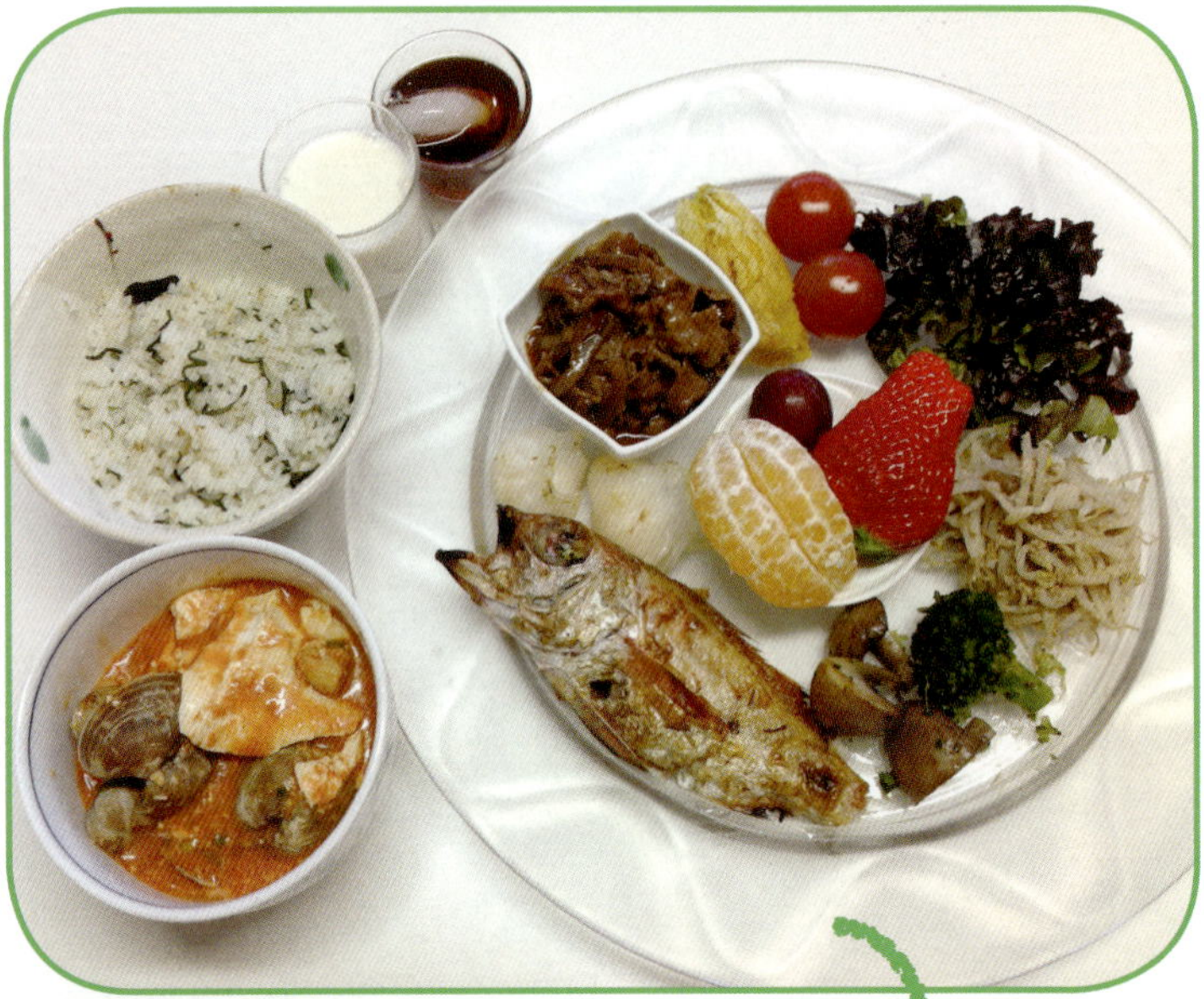

1のポジション…	トマト
2のポジション…	サニーレタス
3のポジション…	モヤシ（ゴマ和え）、ブロッコリー
4のポジション…	マッシュルーム
5のポジション…	魚、タコ、肉
6のポジション…	サツマイモ
7のポジション…	イチゴ、夏ミカンなど
豆乳と西山酵素 ワカメご飯、辛味納豆アサリスープ	

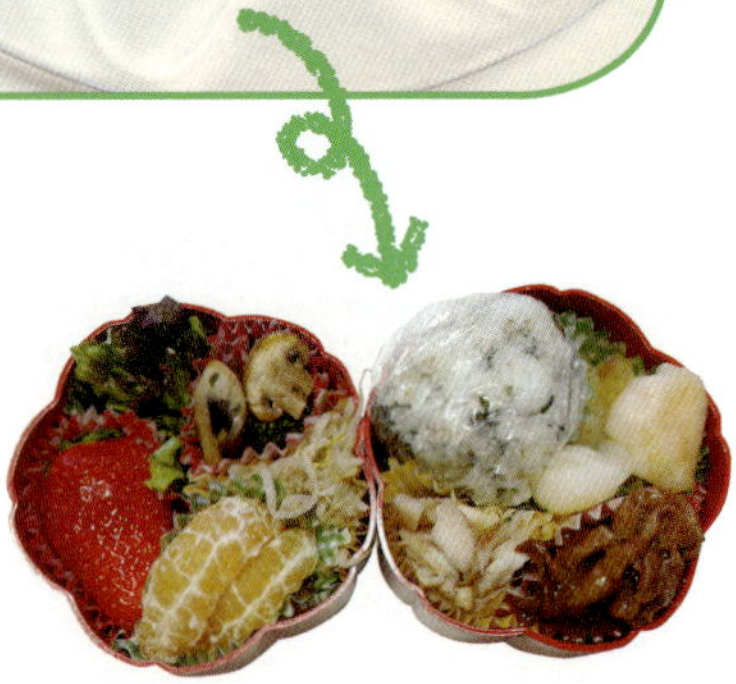

ここがPOINT

【エンドルフィンプレート】辛いお料理はエンドルフィンを放出させ、食べると幸福感に包み込まれます。身体の修復力や免疫力を向上させたり、ストレスを解消し、アルファ波を出して幸福感を生み出すだけでなく、ひらめきや学習能力も向上させるのです。また、ワカメやアサリは脳の松果体を活性化させ、集中力、想像力が向上します。メラトニンホルモンを放出するので、概日リズムが調整され、質の良い睡眠がもたらされます。

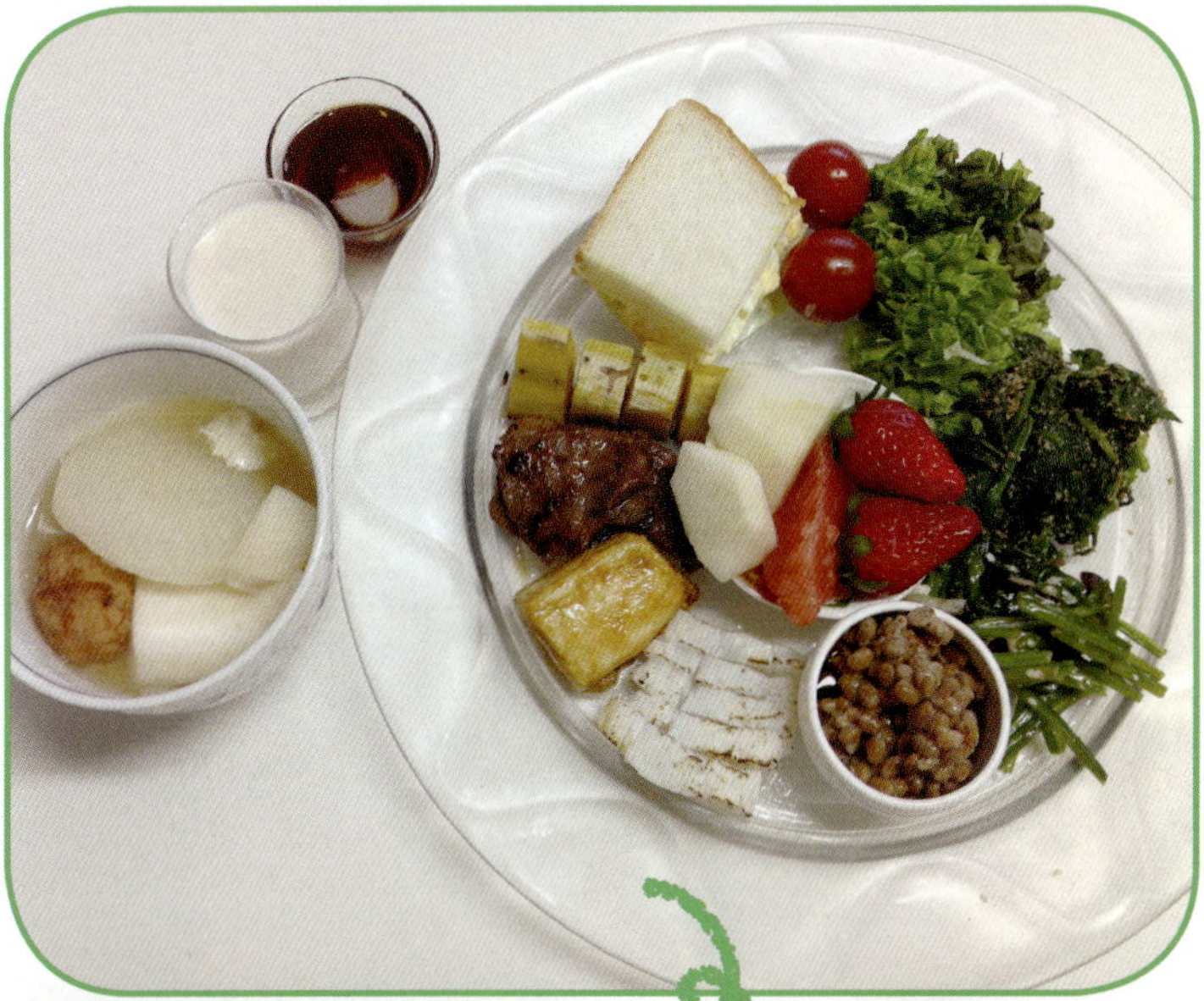

1のポジション…	トマト
2のポジション…	サニーレタス
3のポジション…	ホウレン草（ゴマ和え）、青菜（炒め）
4のポジション…	納豆
5のポジション…	ハモ、イカ（黄金焼き）
6のポジション…	サツマイモ
7のポジション…	イチゴ、洋ナシなど
豆乳と西山酵素 たまごのサンドイッチ、おでん	

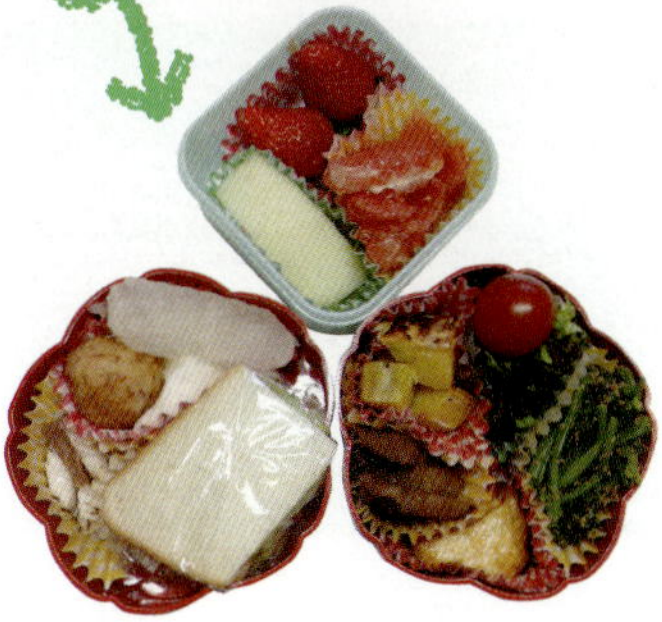

ここがPOINT

【疲労回復プレート】良質なたんぱく質である鱧（ハモ）は、免疫機能向上、体力向上、さらに疲労回復効果もあります。DHAが豊富で、血中の悪玉コレステロールや中性脂肪を減らしてくれるうえ、豊富に含まれるカリウムで高血圧予防まで期待できるのです。骨ごと食べることでカルシウムをとれることもあり積極的にプレートに取り入れたいおススメの食材です。ちなみにハモの皮には良質のコラーゲンが多く含まれているため、その美肌効果もうれしいプレートです。

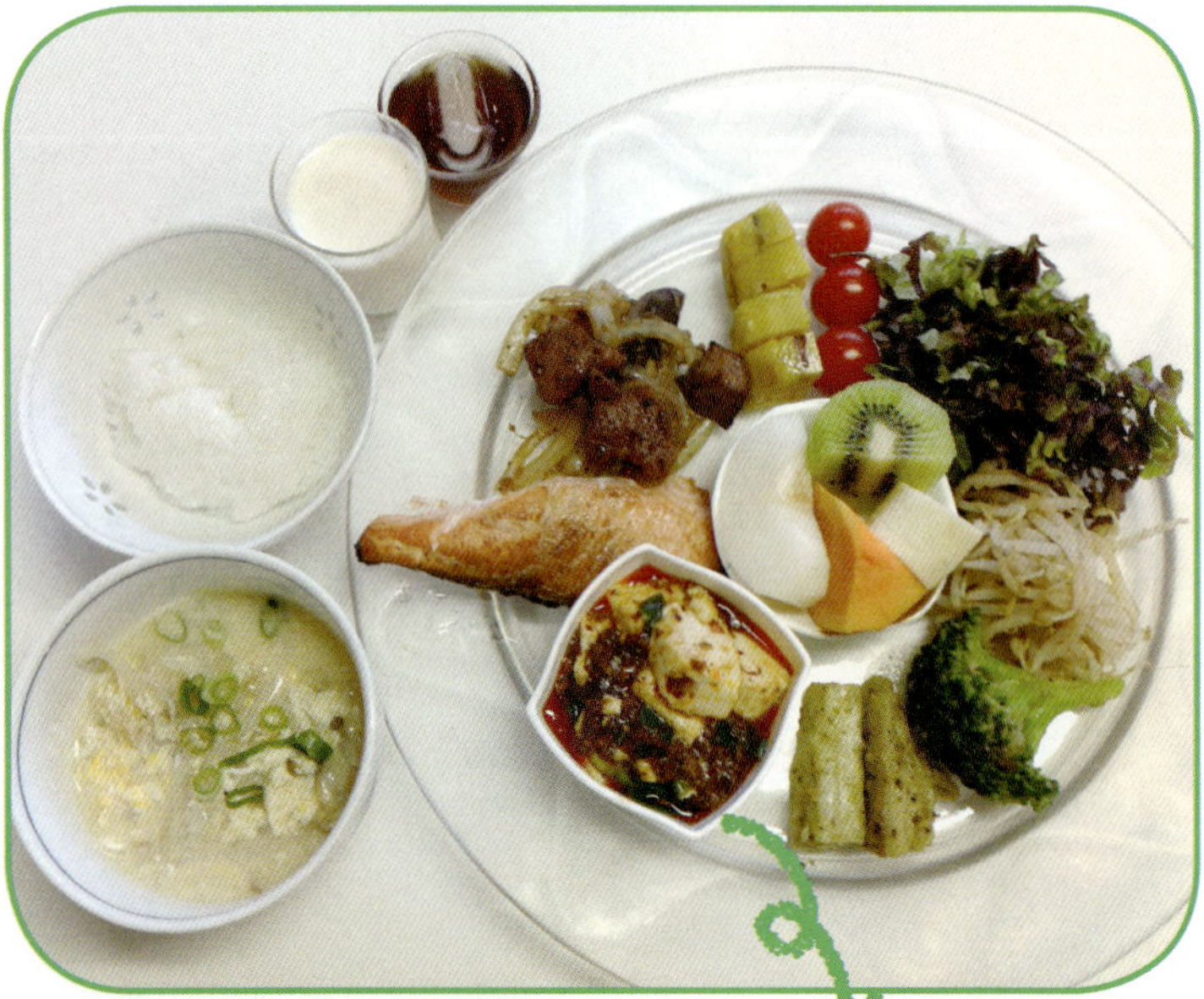

1のポジション…	トマト
2のポジション…	サニーレタス
3のポジション…	モヤシ、ブロッコリー、ナス
4のポジション…	豆腐・肉（麻婆豆腐）
5のポジション…	サケ、肉
6のポジション…	サツマイモ
7のポジション…	キウイ、柿など
豆乳と西山酵素	白米ご飯、たまごスープ

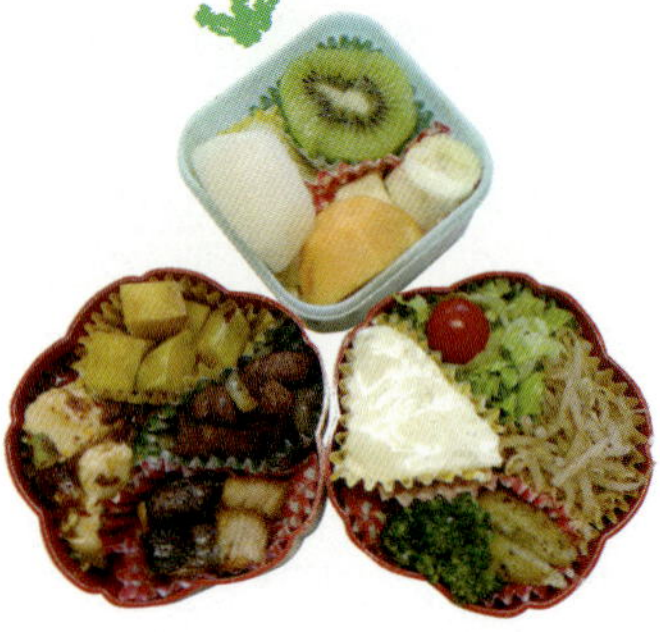

ここがPOINT

【ドーパミンサイクルプレート】瞬発力と持久力の両方を育て、疲れにくい身体とモチベーションをアップするプレート。生命活動の維持に欠かせない鉄分を補給し、エネルギーを最大限につくり出すだけでなく、良質なたんぱく質を幸せホルモン、ドーパミンに変換し、やる気スイッチを入れ、さらにはお肌をプルプルにしてくれる効果も期待できます。生きる原動力であるドーパミン、そのドーパミンサイクルを回し続けることで、幸福感に包み込まれ幸せ全開になるのです。

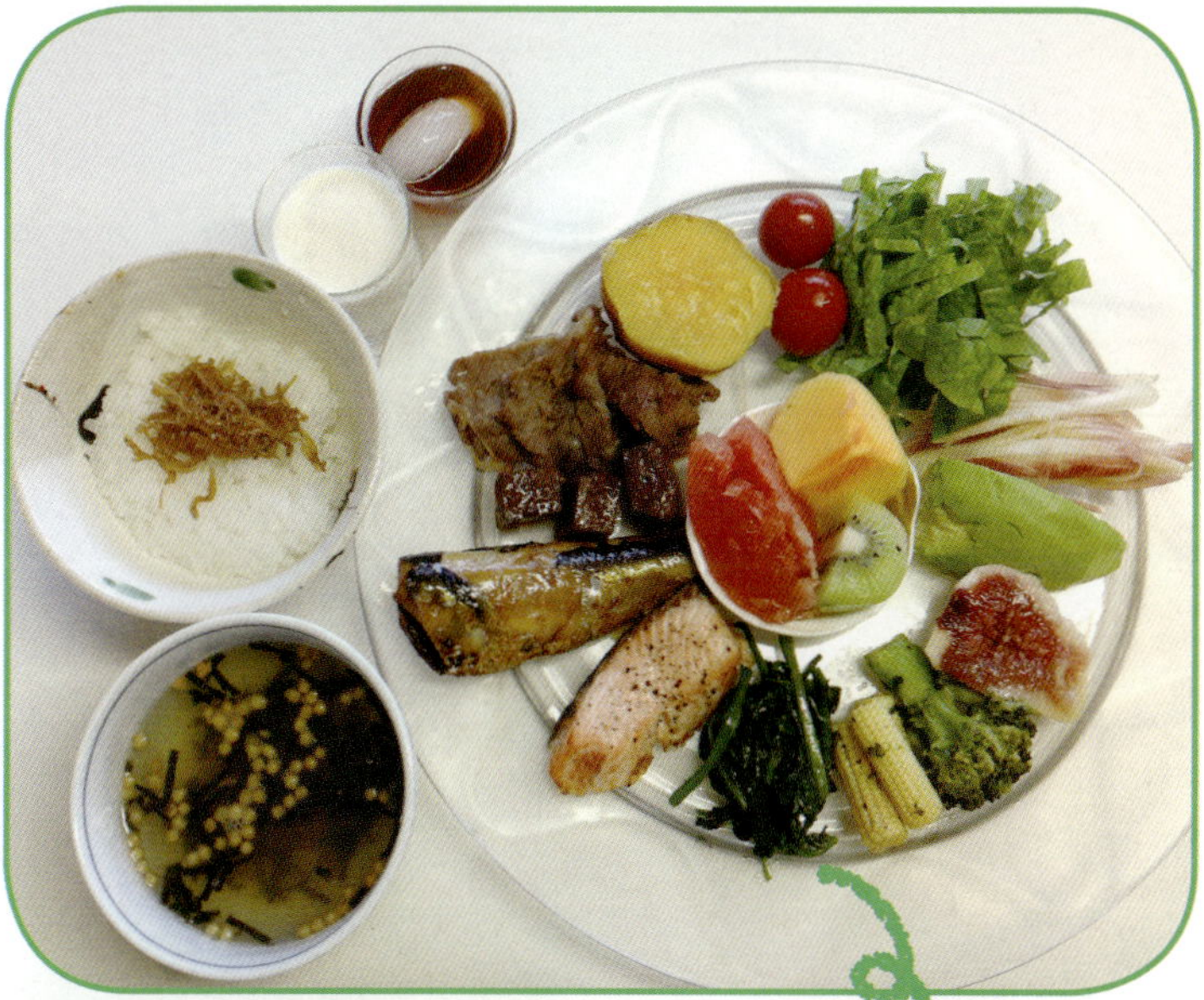

1のポジション…	トマト
2のポジション…	レタス、ミョウガ、アボカド、イチジク
3のポジション…	ブロッコリー、ヤングコーン、青菜（炒め）
4のポジション…	なし
5のポジション…	サケ、イワシ、肉
6のポジション…	サツマイモ
7のポジション…	キウイ、柿など
豆乳と西山酵素	じゃこご飯、おすまし

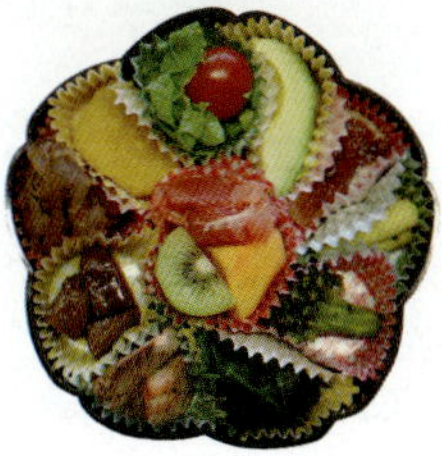

ここがPOINT

【抗ストレスプレート】ストレスを跳ね除け、脳神経細胞を活発にして高次脳を強化、記憶力、推察力、思考力をアップさせるいわば天才脳プレート。良質なたんぱく質とDHA、血液をサラサラにするEPAを同時に摂取することで、免疫力を高め、病気を予防する効果もあります。ナイアシン＝ビタミンB_3も豊富なので、セロトニンを増やし、心穏やかにしてくれます。

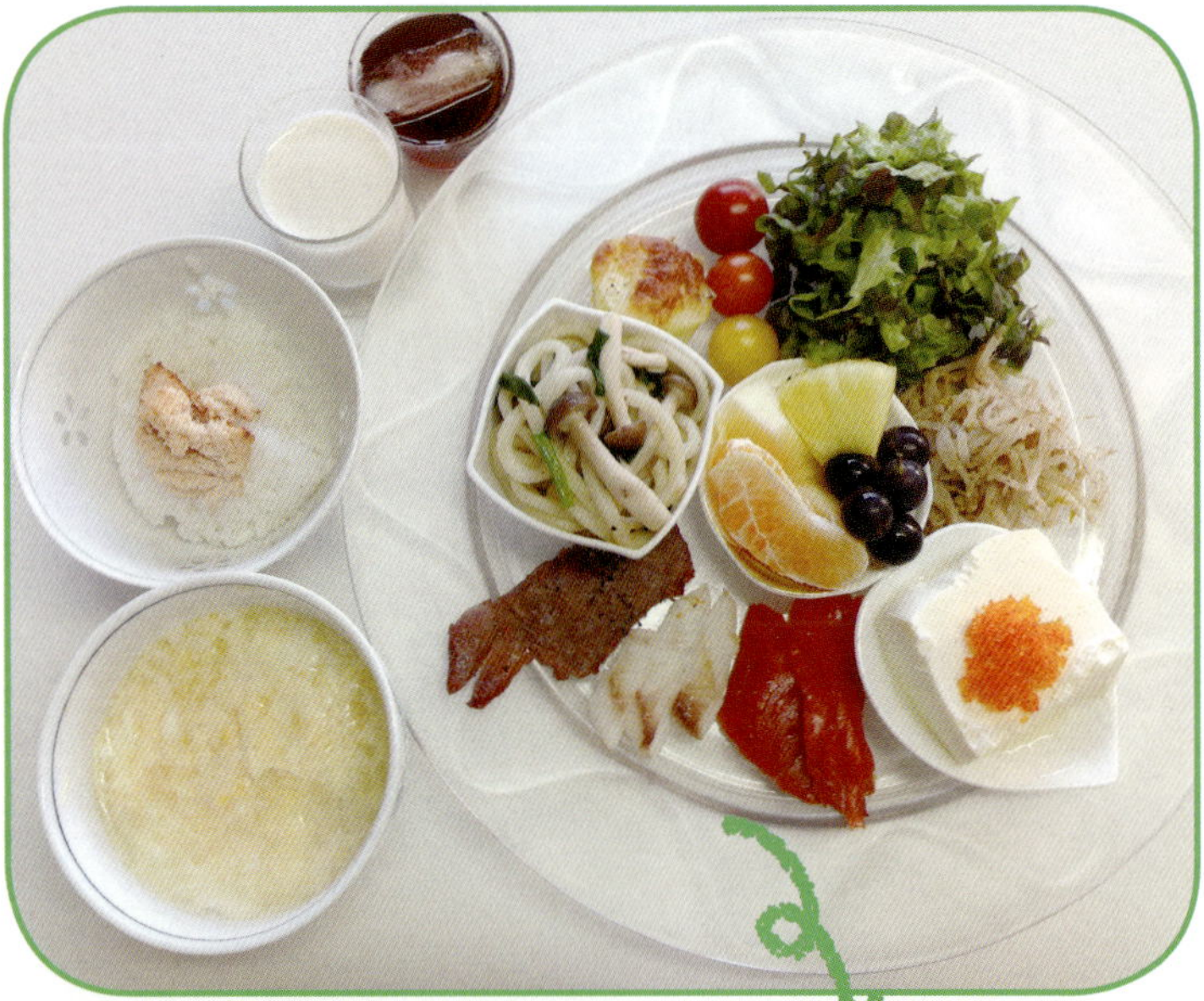

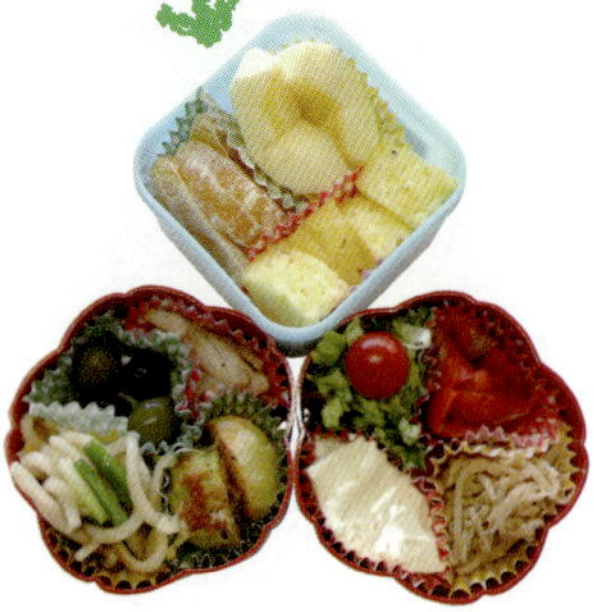

1のポジション…	トマト
2のポジション…	サニーレタス
3のポジション…	モヤシ（ピーナッツ和え）
4のポジション…	豆腐
5のポジション…	マグロ、タイ（刺身）、肉
6のポジション…	ジャガイモ（チーズ焼き）、シメジうどん
7のポジション…	パイナップルなど
豆乳と西山酵素	たらこご飯、味噌汁

こ　こ　が　P　O　I　N　T

【ブレインフードプレート】テスト前に娘たちのために用意したプレート。海馬神経伝達物質であるグルタミン酸を増やし、感情記憶偏桃体と経験記憶海馬の脳神経細胞を活性化させるメニューです。同時に感情記憶装置でもある扁桃体に「快い」という判断を促し、幸せホルモンを放出させれば、やる気スイッチが入ってお勉強が楽しくなる効果も。そうなれば勝手に脳力もアップして、五感は研ぎ澄まされ、脳が幸せを感じながら成功へと導かれるのです。